美人をつくる！

毎日の「こうじ水」

管理栄養士
野崎ゆみこ

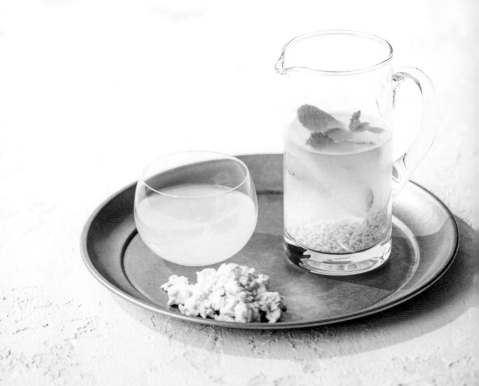

こうじ水は私たち日本人に
一番合う腸活です！

私が住んでいる新潟県上越市は、"発酵のまち"とも言われ、
米どころだけに、たくさんの発酵食品が、古くから地域に根付いています。
こういった日本の伝統的な発酵食品をつくっているのが"こうじ"。
みなさんもご存じのとおり、発酵食品には、
美腸、美肌、免疫力アップなど、多くの美容・健康効果があります。
そのパワーの源となっているのが"こうじ"なのです。
私自身、こうじに魅せられ、生活に取り入れるようになってから、
体重が理想の数値になり、くすんでいた肌にも透明感が！
また、アトピー性皮膚炎だった長女の肌も見違えるほどによくなり、
便秘がちだった次女は3週間で1日2回も排便があるまでに変わりました。
——体は食べたものでつくられる——
これは、私が管理栄養士として多くの方々に接し、
栄養指導をしてきた経験から痛感していること。
健康で美しくいるには長く続けられる食習慣が何よりも大切です。
30代までは生まれ持った容姿が大きく影響していますが、
40代からは、努力をしている人が輝く年代だと感じています。
日々の食事が腸を整え、さらに心と体の調和も取れていることこそが
私たちの目指すべき美しさ。つまり健康の先に美しさがあるのです。
本書で紹介する「こうじ水」は、面倒な手間がなく、簡単につくれ、
飲むだけなので、どなたでも無理なく続けられます。
また、楽しく継続するためのこうじ水を使ったアレンジドリンクや、
"こうじかす"を利用したアレンジレシピもたっぷりご紹介。
みなさんのキレイ＆健康に役立てていただければうれしいです。

野崎ゆみこ

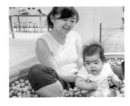

**産後、停滞していた体重が理想値に!
肌にも透明感が出てきました**

産後、太ってしまい、ダイエットを始めたころ。ストレスで肌も荒れていました。こうじ生活を始めてからは、体重が理想値まで落ち、代謝が上がったのか、太りにくくなりました。今では、多少食べすぎても、このころのような体型には戻らない！と自信を持って言えますね。

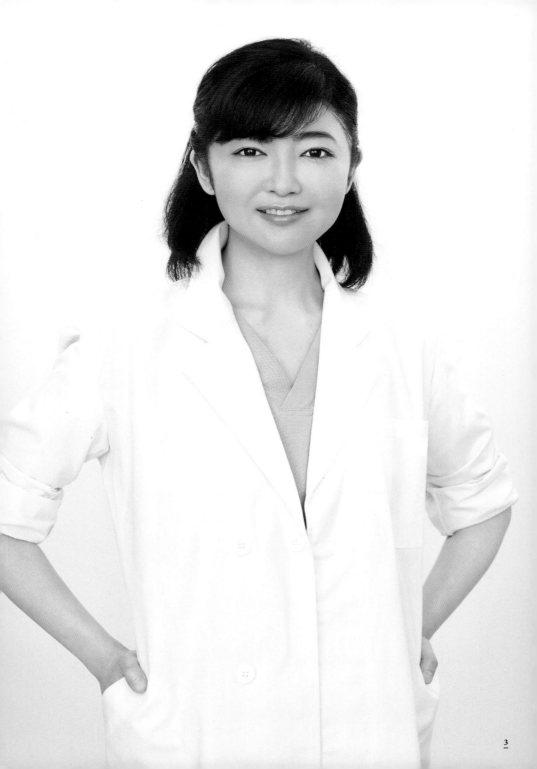

Contents

📖 **この本の使い方**

● 分量は、大さじ1＝15ml、
　小さじ1＝5mlです。
● 野菜は、洗う、皮をむくなどの
　下ごしらえを済ませてからの
　手順を説明しています。
● 保存期間は、清潔な容器で保存
　した場合の目安です。
● カロリーは、特に表記がなければ
　材料表の全量で計算しています。

🍶 **調味料・甘味料
について**

本書では、特別な表記がない場合、
塩は、天日塩や岩塩を、甘味料は、
てんさい糖、メープルシロップなど
未精製のものを使用しています。
ダイエット中の方は医療現場など
で使われているカロリー控えめの
マービー®や、ゼロカロリーの天然
甘味料ラカント®やオリゴ糖など
もおすすめです。

🫗 **油について**

本書では、特別な表記がない限り、
加熱に強く、酸化しにくい米油を
おもに使用しています。無臭のコ
コナッツオイルもおすすめです。
なければ普段お使いの熱に強い油
を使用してください。オメガ3の
アマニ油は腸活にも欠かせません
が、熱に弱いので加熱しないよう
に。スーパーなどで手に入りやす
い大手メーカーのものは苦みがな
く料理に使いやすいです。

27　Part 1
こうじ水
アレンジドリンク

【DETOX　デトックスこうじ水】

【YAKU-ZEN　薬膳こうじ水】

【OKI-KAE　一食置き換えこうじ水】

「こうじ水」は

1

easy!

簡単につくれる!

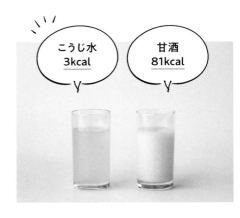

こうじ水
3kcal

甘酒
81kcal

酵素や乳酸菌など栄養分が豊富なのに、こうじ水100mlあたりに溶け出したカロリーは、わずか3kcal。同じこうじからつくられる甘酒に比べても断然、低カロリーです。

low calorie

2

栄養たっぷりなのに低カロリー!

こうじを
水に
入れるだけ!

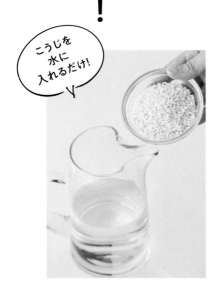

こうじ水は、こうじを水に入れ、一晩置くだけでできあがります。ほとんど手間がかからず、火や包丁を使うこともないので、だれでも安心してつくれるのが魅力です。

こんなにすごい！

effects 3 効果がいっぱい！

美腸	美肌	美白

デトックス　免疫力アップ

便秘解消　アンチエイジング　ダイエット

こうじ水は、その発酵過程で酵素や乳酸菌、ビタミンなど、さまざまな有用成分を生み出します。そのため、腸内環境の改善や免疫力アップなど、美容＆健康効果も多岐にわたります。

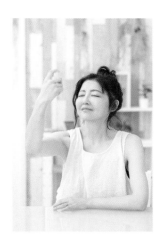

4 various ways

飲んでも塗ってもよし！

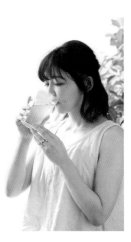

こうじ水には、肌荒れを防いで美肌を助けるビタミンB群のほか、美白成分として化粧品にも含まれるコウジ酸が豊富。飲んでも塗ってもいいので、体の内外からキレイをサポート！

「こうじ」は日本の 国 菌 ●

こうじは、米などの穀物を蒸したものに、こうじ菌（コウジカビ）を付着させて繁殖させたもの。日本酒、みそ、しょうゆ、漬け物などの発酵食品をつくる過程で用いられ、和食文化には欠かせない存在となっています。また、こうじ菌は、日本人が古くから育んできた貴重な財産として、日本醸造学会により、"国菌"に指定されています。

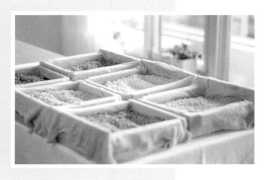

こうじ菌 の種類

こうじ菌は、赤、白、黒など数種類あり、私たちのためによい働きをする「善玉カビ」の代表。おもに日本でつくられているのが、日本酒、みそなどに活用される黄こうじ菌です。そのほか泡盛の醸造に用いられる黒こうじ菌も。

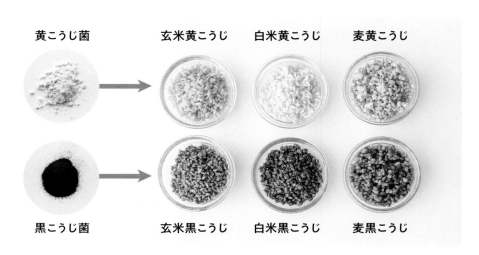

| 黄こうじ菌 | → | 玄米黄こうじ | 白米黄こうじ | 麦黄こうじ |

| 黒こうじ菌 | → | 玄米黒こうじ | 白米黒こうじ | 麦黒こうじ |

「こうじ」って？

こうじ の 種類

こうじは、白米、豆、麦、玄米など、こうじ菌を付着させる穀物によって種類が分かれます。米こうじは、日本酒や米みそ、酢などに。豆こうじは、八丁みそなどの豆みそに。麦こうじは、麦焼酎や麦みそなどに使われます。

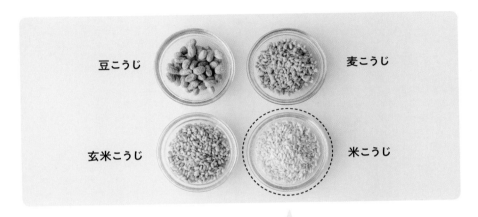

豆こうじ　　　　　　　　　　　　麦こうじ

玄米こうじ　　　　　　　　　　　米こうじ

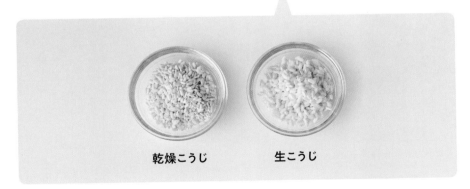

乾燥こうじ　　　　　　生こうじ

米こうじ

ポピュラーな米こうじは、生きたこうじ菌が豊富な生こうじ、水分を飛ばした乾燥こうじとタイプが分かれています。こうじ水づくりには、手に入りやすいお好みのものを使ってください。乾燥こうじはメーカーにより乾燥方法が違うため、こうじ菌や酵素が生きていない可能性もあります。低温乾燥したものを選ぶとよいでしょう。

こうじ水は飲む美容液

酵素 たっぷり！

酵素とは

たんぱく質の一種で、消化、吸収、代謝、呼吸、運動など、生き物のあらゆる生命活動を維持するために働いているのが「酵素」です。消化酵素や代謝酵素は人の体内の細胞でつくられますが、ほかに腸内細菌がつくる腸内酵素、食品に含まれる食物酵素があります。

◖ 消化酵素

食べたものを体内で吸収しやすいよう分解する酵素。だ液や胃液などに含まれ、栄養素を小さく分解し、腸で吸収されやすくします。

◖ 代謝酵素

体内に吸収された栄養素が使われるときに仲介役として働く酵素。髪や血液など体の組織をつくるときや、体を動かすエネルギー源をつくり出すときなど、代謝活動をサポートします。

◖ 腸内酵素

腸内細菌がつくり出す酵素。消化酵素では分解されない食材から栄養を取り出すなどの働きがあります。

◖ 食物酵素

生の野菜や果物、発酵食品などに含まれる酵素。食べたものの分解を助け、消化活動による体の負担を減らしてくれます。

こうじに含まれる主な酵素

糖質の消化促進 アミラーゼ

でんぷん（糖質）を分解する酵素の総称。長い鎖状のでんぷんを、まずは α-アミラーゼが小さく切断。続いて、グルコアミラーゼがさらに細かく分解し、ごはんやパンなどに含まれるでんぷんの消化を助けます。

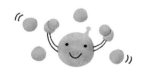

老化防止や疲労回復 プロテアーゼ

プロテアーゼはたんぱく質分解酵素の総称。たんぱく質をアミノ酸に分解するときに働きます。アミノ酸は髪や皮膚など、体の材料になるほか、筋肉のエネルギー源にもなり、若々しさや疲労回復に欠かせない成分です。

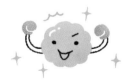

体脂肪を燃焼 リパーゼ

リパーゼは脂質を分解する酵素。その働きで食べ物に含まれた脂質は脂肪酸などへと分解され、体を動かすエネルギー源になります。また、体に蓄積された中性脂肪を燃焼するときにもリパーゼが活躍します。

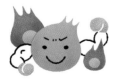

「こうじ水」には、こうじがつくり出す酵素や乳酸菌がたっぷり!
腸内環境をよい状態に整えて、健康や美容面でうれしい効果をもたらしてくれます。

酵素で美腸になる仕組み

① こうじをつくる過程で
酵素がつくられる

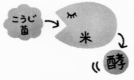

こうじをつくるこうじ菌を米に付着
させ、発酵させる過程で酵素がつく
られます。

② こうじの酵素が
オリゴ糖をつくる

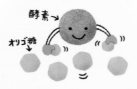

こうじに含まれる酵素が、糖質をよ
り細かいオリゴ糖などに分解してい
きます。

⑤ 美腸に!

善玉菌が増えて腸内環
境が整うと、免疫力が
アップ。腸内でのビタ
ミン合成がよりスムー
ズになり美肌に。幸せ
ホルモンも出てハッピ
ーなサイクルになります。

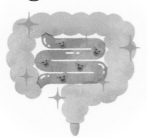

④ 腸の中に
善玉菌が増える

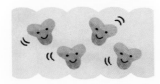

善玉菌が増えると、善玉菌がつくり
出す乳酸や酢酸で腸内が酸性に傾き
ます。すると、悪玉菌が減り、腸内バ
ランスが整います。

③ 善玉菌が
オリゴ糖を食べる

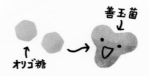

善玉菌がオリゴ糖などをえさにして
育ち、腸内でその数を増やします。

腸内フローラを整える！

理想の 腸内バランス

人の腸内には、体によい影響を与える善玉菌と、悪い影響を与える悪玉菌、腸内で優勢な菌の味方をする日和見菌の３種類が存在します。腸内細菌の理想的なバランスは、悪玉菌１：善玉菌２：日和見菌７と言われています。加齢に伴い悪玉菌は増加する傾向にありますが、大切なのはバランスと多様性。継続的な腸活が大切です。

悪玉菌 ： 善玉菌 ： 日和見菌

1 ： 2 ： 7

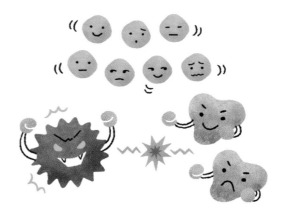

✎ プロバイオティクス

体によい作用をもたらす微生物（乳酸菌、ビフィズス菌などの生菌）やそれを含む食品（こうじやみそ、酒かす、ぬかづけなどの発酵食品）のこと。プロバイオティクスは腸内に定着できないので毎日腸に送り続ける必要があります。

✎ プレバイオティクス

腸内の善玉菌のえさとなる難消化性成分のこと。たまねぎ、キャベツなどに含まれるオリゴ糖や、玄米、きのこ、海藻、根菜などに豊富な食物繊維が該当します。腸内に定着している善玉菌を元気にします。

✎ バイオジェニクス

体全体に働きかけ、健康に導く食品成分のこと。DHA、EPAなどのオメガ３系脂肪酸、植物フラボノイド、ビタミンA・C・Eなどが該当します。乳酸菌などの死菌（熱したこうじなど）もバイオジェニクスとして注目されています。

こうじに含まれる 美腸のための菌

腸内環境を整えるには、「プロバイオティクス」「プレバイオティクス」「バイオジェニクス」の効果を持つ食材をとることが大切。こうじ水とこうじかすにはプロバイオティクスやバイオジェニクスが豊富に含まれます。未精製の穀物である玄米こうじかすの場合はプレバイオティクスも含みます。

善玉菌の代表
「乳酸菌」「ビフィズス菌」

乳酸菌とは

糖類を分解して乳酸をつくる細菌の総称。主に小腸にすみ着きます。腸内の悪玉菌の増殖と腐敗を抑え、腸の運動をサポートしてくれます。乳酸菌の種類は多種多様です。

ビフィズス菌とは

腸内細菌の約10%をしめる主要な善玉菌。おもに大腸にすみ着き、酢酸と乳酸をつくります。こうじ菌からつくられる酵素が腸内でビフィズス菌を増やすので、悪玉菌が増える40代以降はこうじを積極的にとりましょう。

腸内環境を整える

乳酸菌などの善玉菌が増えると、腸内環境のバランスが整います。すると、栄養の吸収や老廃物の排出といった代謝がよくなり、便秘や肌荒れの改善につながります。

免疫力を調整

腸には免疫細胞の約7割が集中しているため、善玉菌が増えて腸内環境が整うと、免疫力がアップします。それによって病原菌やウイルスに対する抵抗力が増し、感染症やさまざまな病気の予防につながります。

ビタミン群をつくる

乳酸菌などの善玉菌は、エネルギー代謝を助けるビタミンB群（B_1、B_2、B_6、B_{12}、葉酸、ニコチン酸、ビオチン）をつくります。また、カルシウムの骨への沈着を促すビタミンK_2をつくる働きもあります。

column

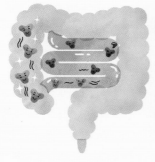

植物由来の乳酸菌は強い!

こうじに含まれるのは植物の糖類をえさにして育つ「植物由来」の乳酸菌。一方、ヨーグルトなどに含まれる乳酸菌は、動物性の糖類（乳糖）で育つ「動物由来」のもの。植物由来の乳酸菌は、塩分や酸が強い過酷な環境でも育つのが特徴。胃酸にも強く、生きて腸まで届くものもあるとして近年注目されています。

こうじ水のつくり方

つくり方

① 水５００ｍｌにこうじ５０ｇを入れる。

② 一晩置いて完成！

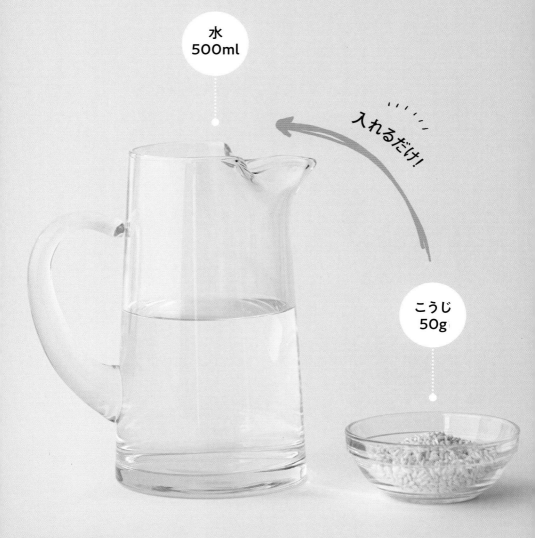

水
500ml

入れるだけ！

こうじ
50g

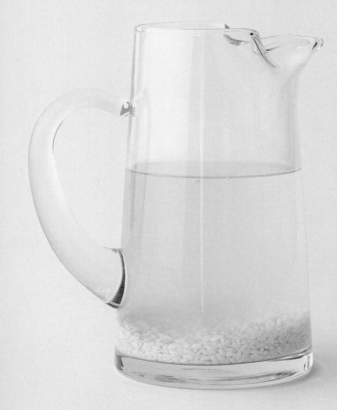

\\ きれいな乳白色に //

一晩置いて飲みましょう

容器に乾燥米こうじ（板状の場合はほぐす）と水500mlを入れて一晩置くだけで、ほんのり甘いこうじ水が完成します。発酵中はプクプクとガスが発生するので、フタはゆるめに閉めるか、ラップをふんわりとかけて寝かせましょう。7〜8時間置くと、こうじのエキスが抽出されて、キレイな乳白色に変わり、ちょうど飲みごろになります。

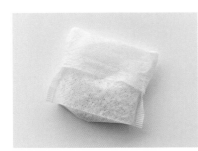

だしパックに入れてもOK

こうじは、市販の「だしパック」に入れて使うと、最後にこうじを取り出すときの手間がラクに。残った「こうじかす」を料理に使う場合は、茶こしなどで水けをしっかり絞って使いましょう。冷蔵庫で保存する際は保存容器にだしパックが浸るくらいの水を入れ、空気に触れないようフタをします。酸味が少しずつ強くなるので1週間以内に使い切りましょう。

「こうじ水」はコスメ

飲むことで体の内側から元気にしてくれるこうじ水。
顔だけでなく全身のスキンケアや頭皮、髪、歯茎に

化粧水として　Toner

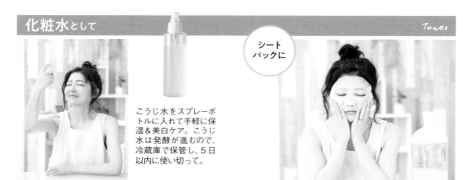

シート
パックに

こうじ水をスプレーボトルに入れて手軽に保湿＆美白ケア。こうじ水は発酵が進むので、冷蔵庫で保管し、5日以内に使い切って。

三大保湿成分であるセラミド、ヒアルロン酸、コラーゲン。こうじ水には、このセラミドのもととなる成分や、ヒアルロン酸、コラーゲンの合成を促す成分が含まれます。また、美白効果をもたらすコウジ酸も含まれています。

シートパックにこうじ水を染み込ませ、5〜10分肌にのせます。酵素の力で、毛穴の黒ずみや詰まりを予防。お風呂につかりながらシートパックをすると、温浴効果で毛穴が開くので成分がよく浸透します。

ヘアケアとして　Hair care

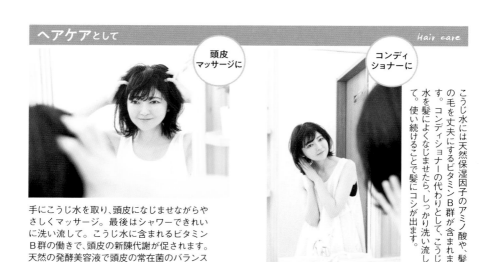

頭皮
マッサージに

コンディ
ショナーに

手にこうじ水を取り、頭皮になじませながらやさしくマッサージ。最後はシャワーできれいに洗い流して。こうじ水に含まれるビタミンB群の働きで、頭皮の新陳代謝が促されます。天然の発酵美容液で頭皮の常在菌のバランスを整えていきましょう。

こうじ水には天然保湿因子のアミノ酸や、髪の毛を丈夫にするビタミンB群が含まれます。コンディショナーの代わりとしてこうじ水を髪によくなじませたら、しっかり洗い流して。使い続けることで髪にコシが出ます。

としても使えます

実は、肌や髪にもよい効果をもたらしてくれます。
まで使えるので、気になるところからお試しを!

※こうじ水やこうじかすには、生きた酵素などが含まれています。お肌に合わないときは使用をお控えください。

入浴剤として　*Bath additive*

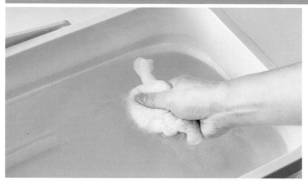

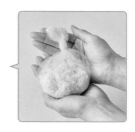

こうじかすを袋に入れて湯船の中でもみ込むと、こうじの成分が染み出し、そのお湯につかるだけで全身がスベスベに。やさしく袋を肌に当てると、こうじのソフトなピーリング効果で肌がつるつるになります。

こうじかすは、三角コーナー用のストッキングタイプの水切り袋などに入れ、中身が出ないように袋の口を結びます。袋が破れないよう、もみ込むときはやさしく行って。

スクラブとして　*Scrub*

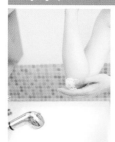

スクラブとして使うときは、こうじかすを手でもんで、くずしてから使用します。下の写真くらいペースト状を目安にして。

こうじかすを適量手に取り、ひじやひざ、ヒップなどの角質が硬くなっている部分につけ、円を描くようにマッサージ。酵素の力で古い角質をケア! 小鼻など皮膚が薄いデリケートな部分は濃いめのこうじ水でやさしくなでて。

歯茎マッサージとして　*Massage*

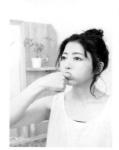

歯ブラシを使ってマッサージすると刺激が強いので、指でやさしく歯茎になじませて。こうじかすを少量ずつ指につけて行いましょう。

歯周病は、ジンジパインという酵素が歯周組織を破壊するのがおもな原因です。こうじ菌は、これを阻害する効果があるといわれています。マッサージ後は口の中が酸性(=虫歯の原因)に傾かないようしっかりすすいで。

こうじ水のある生活

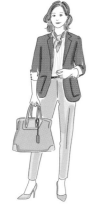

Profile

ひとり暮らし
A子さん
（商社勤務・35歳）

商社に勤めるA子さん。忙しいときは、朝早く出社して、夜は残業が当たり前。ハードな生活からくる肌荒れや免疫力低下を防ぐため、最近、こうじ水生活を始めました。

スムージーで手軽に酵素と栄養がとれます

朝はお弁当をつくったりして時間がないのでスムージーを朝食代わりに。小松菜とバナナ、パイン、豆乳、こうじ水（こうじかす）など、組み合わせはその日の気分でアレンジ。五大栄養素＋食物繊維、乳酸菌などを一度に補える美腸スムージーです。

Cooking time 10分 *Breakfast*

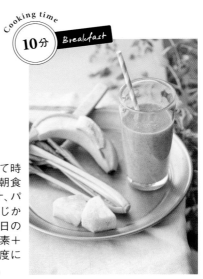

Cooking time 10分 *Lunch*

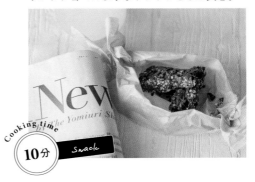

つけおきレシピはお弁当にも便利！

ランチは手づくりのお弁当を持参。「ハンバーグ（P.55参照）」は前日の夕食の残り。さらに、「さばの西京漬け（P.74参照）」やつけおきしておいた野菜など、酵素が補えるおかずを。ごはんはもちろんこうじかすを入れて炊いたもの。

チョコとこうじかすは相性がいいんです！

こうじかす入りのチョコレートをおやつに。カカオ70％のチョコレートを500Wのレンジで90秒チンして溶かし、水けをよく絞ったこうじかすを混ぜて冷凍庫で固めたもの。クランチチョコのようなザクザクとした食感。

Cooking time 10分 *Snack*

こうじ水＆こうじかすレシピを活用した2人の女性の生活に密着！
毎日の生活で酵素を取り入れれば、体の内側からキレイになるのはもちろん、
酵素が食材をおいしくしてくれるので、時短調理ができ、食事がもっと楽しくなります。

ジムでは、こうじ水で水分と乳酸菌を補給

残業がない日は仕事帰りにジムへ。運動の合間には、持参した「こうじ水（P.14参照）」で水分を補給。好みでレモン汁と塩をプラスしてスポーツドリンク風にしても◎。運動後には乳酸菌や発酵食品で腸内環境もケアしています。

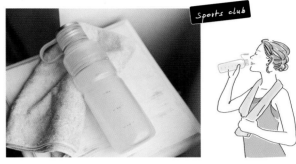

Sports club

Cooking time
10分 Dinner

鶏肉のつけおきで手軽に一人鍋

夕食は、つけおきしておいた鶏肉（P.70参照）でお鍋を。鶏肉は薄くスライスした状態でつけおきして、かすごとしゃぶしゃぶにして食べるのがお気に入り。下ごしらえがしてあるので、疲れて帰ってきたときにも大助かりです。次の日の朝ごはんは残り汁で雑炊を。

Cooking time
20分 Weekend

翌週分のつけおきを週末につくっておきます

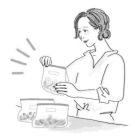

つけおきレシピは冷蔵庫で2～4日保存ができるので、週末にまとめてつくっておきます。おいしさと栄養価がアップする理想的なつくりおきの完成。これがあると忙しい平日のお弁当や夕食づくりがラクに。

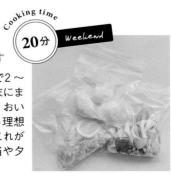

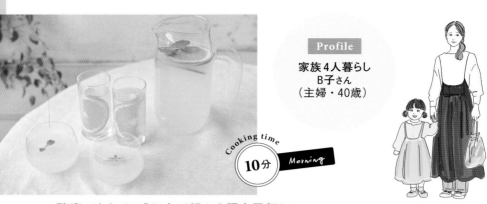

Cooking time
10分 Morning

酵素がとれるこうじ水で朝から腸を元気に

朝起きたら、家族みんなで飲むのがコップ1杯のこうじ水。寝ている間に失われた水分を補給することと、胃腸を目覚めさせるのが目的。こうじ水には酵素や乳酸菌が含まれているので、飲むと朝の排便習慣がつきます。

子育てや家事に忙しいB子さん。家族の健康と自分の美容のため、最新情報にアンテナを張り、情報収集にも余念がありません。食事は手づくり中心で栄養にも気を配っています。

Cooking time
10分 Breakfast

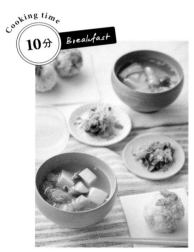

だしこうじを使って
朝はみそ汁を時短調理

朝食は、おにぎりとみそ汁に、野菜を使った副菜。みそ汁は、前日の夜に「だしこうじ（P.40参照）」の材料と一緒にカットした豆腐、野菜を鍋にインして冷蔵庫に。翌朝、そのまま火にかけて、沸騰したら昆布を取り出し、火を止めてみそで味を調えれば完成。

つけおきレシピの応用で
手軽におひとりランチ

ひとりで食べる昼食は、つけおきレシピを使ってすばやく調理。ごはんの上に「ミートソース（P.88参照）」とピザ用チーズをのせてオーブントースターで焼くだけ。簡単にミートソースドリアがつくれます。

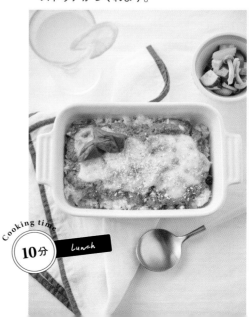

Cooking time
10分 Lunch

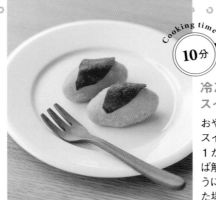

Cooking time
10分 Snack

冷凍しておいたこうじの
スイーツをおやつに

おやつはこうじを使ったスイーツ。「生スイートポテト(P.62参照)」は、冷凍で1か月間保存が可能。常温で15分おけば解凍できます。凍ったままアイスのように食べるのも美味! アマニ油を使った場合は加熱せず食べるのがポイント。

Cooking time
10分 Dinner

いろんなおかずから
こうじをおいしく補給

夕食は、「ハンバーグ(P.55参照)」のタネを使ったピーマンの肉詰め。付け合わせのサラダには「発酵ドレッシング(P.68参照)」をたっぷりと。みそ汁にもだしこうじを使っているので、こうじづくしのメニューです。

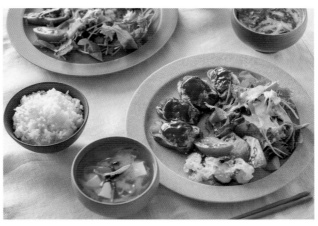

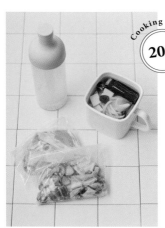

Cooking time
20分 Weekend

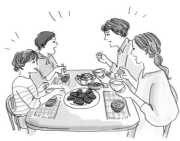

週末のつくりおきで平日にゆとりができます

時間にゆとりがある週末に、こうじ水や翌週分のつけおきレシピをまとめてつくっておきます。この準備があるだけで、平日の調理が時短に。その分、家族と過ごす時間が増えたり、自分自身にも余裕ができたりするので、最近は笑顔で過ごす時間が増えた気がします。

こうじ水 **Q&A**

Q1　1日何杯飲むといい？

A1

何杯飲んでもOK！　飲む習慣をつけて

1日に飲む量に決まりはありません。腸内環境を整えるには、毎日コツコツと長期間続けることが大切なので、続けやすい量を飲みましょう。のどが渇いたときなど、好きなタイミングに飲めばOKです。

Q2　冷蔵保存しないとダメ？

A2

こうじ水は、常温保存でも大丈夫！

60℃くらいまでは酵素の働きが活発なので、こうじ水の場合は、常温保存で問題ありません。冷蔵庫で保存すると発酵がゆるやかに進み、常温だと発酵が早まります。発酵が進むと乳酸菌が増えて酸味が増すので、好みの酸味になったら冷蔵庫に移すとおいしくいただけます。

Q3　どれくらいの期間で効果が出る？

A3

人によっては2週間ほどで変化が！

こうじ水を飲むと、酵素や乳酸菌などの働きで腸内環境が改善されます。個人差はありますが、早い人だと2週間くらいで効果が表れ始めます。腸内環境が整うと、便秘解消、美肌、ダイエットなど、さまざまな効果が期待できます。外から取り入れる菌は定着しにくいので継続が大切。

Q4 濃さによって効果は違う？

濃さや種類により効果が変わります

こうじは、つくられたメーカーによって酵素の数や種類に違いがあります。濃さが違えば、カロリーや栄養素も異なります。いろいろ試し、自分に合ったこうじの種類や濃さを探してみてください。私は、発酵させて少し酸味の出た濃いめのこうじ水が好きです。

Q5 こうじ水は何日持つ？

つくったら3日程度で飲み切って

こうじ水はこうじ菌が生きているので腐敗する危険性は少ないのですが、早めに飲み切るのがおすすめ。発酵で乳酸菌が増えすぎると、舌にピリピリと刺激を感じることがあるので、3日程度を目安に使い切ってください。

Q6 温めてもOK？

生きた酵素をとるなら 60℃を目安にして

60℃以上になると、酵素の働きが低下したり、乳酸菌が死滅したりします。酵素の力を活かすなら、加熱するとしても60℃以下にとどめるようにしましょう。ただ、死滅してもバイオジェニクスとして善玉菌のえさになるので、健康に役立ちます。

Q7 こうじの扱いが面倒……

A7 「こうじパウダー」が手軽です

酵素パワーは得たいけれど、こうじの扱いが面倒という人には、「こうじパウダー」がおすすめ。飲み物や食事にササッとふりかけるだけで生きた酵素をとることができ、酵素の働きで食材の旨味もアップします。

こうじを加熱せず、低温乾燥。酵素が生きているコシヒカリ糀 パウダー 100 g ￥1080（税込）／フーディーコネクト

Q8 おなかがゆるくなった気がします

A8 飲む量を調整し、少量からまた始めてみて

こうじ水には腸内環境を整える効果がありますが、人によっては反応がよすぎておなかがゆるくなることも。その場合は飲む量を見直しましょう。また、直接ボトルに口をつけて飲むなどして雑菌が増えた可能性もあります。

Q9 こうじつけおきの食べごろや賞費期限は？

A9 つける食材によって変わります

こうじかすを活用した"つけおき"（P.69〜91参照）は、つける食材によって食べごろや賞費期限が異なります。例えば、同じ肉類でも細かくしたひき肉のほうが発酵は進みやすいので賞費期限も早めに。レシピページに保存期間の目安を記載しているので参考にしてください。

Q10 つけおきしたものの
酸味が強くなりました

A10 保存期間を短くするか、酸味を活かした調理を

酸味が強いのは発酵が進みすぎて、乳酸菌が増えている
証拠です。保存期間をもう少し短くすれば酸味は弱まる
でしょう。また、酸っぱくなりすぎてしまったものはトマ
トやキムチなど酸味のある食材と調理してみて。

Q11 掃除にも使える？

A11 油汚れにも使えるサスティナブル洗剤

こうじには脂肪やたんぱく質、糖質を分解する酵素が含
まれているので、ガスコンロやレンジまわりなどのベタつ
きにも力を発揮します。調理後にこうじ水を吹きかけ、
布巾で拭き取るだけでキレイをキープ。

Q12 こうじは腐らないの？

A12 こうじ菌が元気なうちは腐りません

こうじの中に生きたこうじ菌が存在している間は腐敗し
ません。培養発酵される微生物が食品中に増加して他の
バクテリアを締め出すからです。ただ、こうじ水を入れた
容器を開閉しているうちに、雑菌が侵入して腐敗する場
合もあるので不潔な手や器具で触れないよう注意を。

この本では
こうじを丸ごと
いただきます！

こうじかす

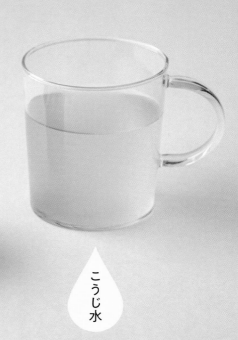

こうじ水

こうじ水
アレンジドリンク

体を中から浄化してくれる〝デトックス〟
薬効を持つ食材をプラスした〝薬膳〟
忙しい日やダイエットにうれしい〝一食置き換え〟と
3種類のアレンジドリンクを用意しました。
さらにおいしく、もっと楽しく、こうじ水をチャージして。

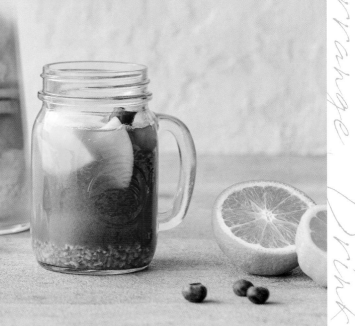

Arrange Drink

27

デトックスこうじ水

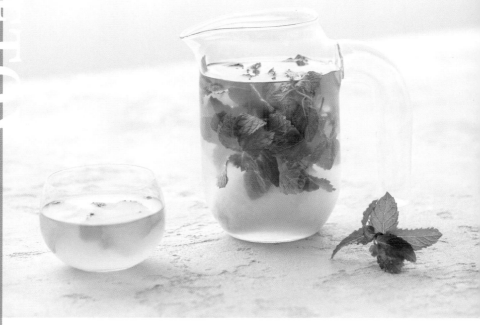

Detox - Herbs

ほのかな甘みに清涼感が加わってさらに飲みやすく

ハーブこうじ水（ハーブティー）

105kcal

材料（約500ml分）

こうじ	50g
好みのハーブ（ミント、レモングラスなど）	30g
水	500ml

つくり方

❶ こうじをだしパックに詰める。

❷ 容器に❶、ハーブ、水を入れ、冷蔵庫で一晩置く。

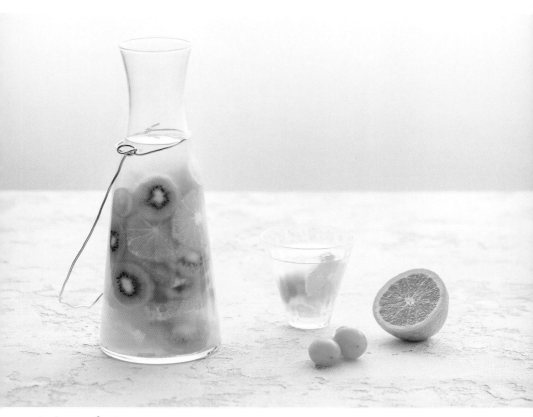

Detox - Fruits

おすすめは柑橘系やベリー系。フルーティーな風味も楽しんで

フルーツこうじ水

153kcal

材料（約500ml分）

こうじ ··································· 50 g
好みのフルーツ（皮をむく・キウイ、オレンジなど）····· 好みの量
水 ··································· 500ml

つくり方

1 こうじをだしパックに詰める。

2 容器に1、好みのフルーツ、水を入れ、冷蔵庫で一晩置く。

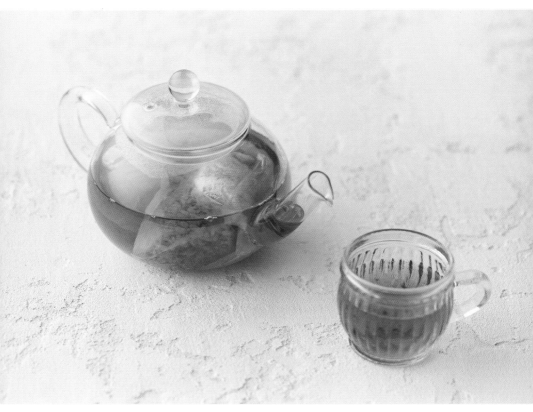

Detox - Tea

紅茶のフラボノイドが抗酸化に働く

紅茶こうじ水

20kcal

材料(約500ml分)

こうじ ························· 50g
紅茶(ティーバッグ) ··········· 1袋
水 ························· 500ml

つくり方

① こうじをだしパックに詰める。

② 容器に①、ティーバッグ、水を入れ、冷蔵庫で一晩置く。

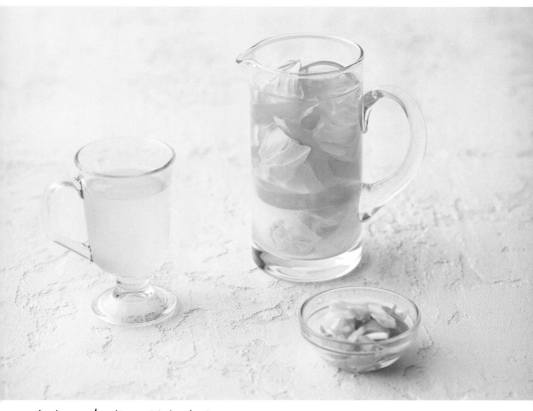

Detox - Lactic acid bacteria

生きて腸まで届く植物由来の乳酸菌がおなかを整えます

発酵乳酸菌こうじ水

44kcal

材料（約500ml分）

こうじ ……………………… 50 g	キャベツ（ざく切り） ……………… 1 枚
にんじん（2cm幅にピーラーでスライス）	※野菜は好みのものでOK
……………………… 1/6本	水 ……………………… 500ml

つくり方

① こうじをだしパックに詰める。

② 容器に①、野菜、水を入れ、冷蔵庫で一晩置く。

memo

夏場など気温が高いときは
発酵が早く進むので早めに
冷蔵庫に入れてください。

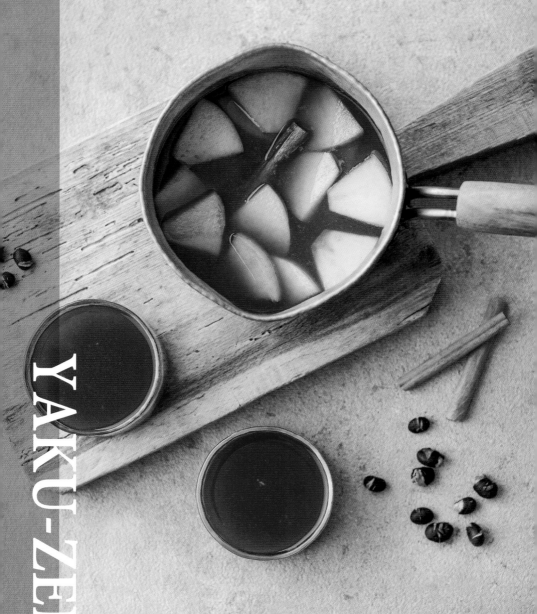

YAKU-ZEN

薬 膳 こ う じ 水

豊富なポリフェノールが錆びない体をつくる

ホットワインこうじ水

153kcal

材料（1杯分）

こうじかす ································ 大さじ3（45g）
赤ワイン（白ワインでも可） ············· 150ml
りんご（皮付き・いちょう切り） ············· 1/4個
シナモンスティック ····················· 1/3本

つくり方

鍋に材料をすべて入れて強火にかけ、沸騰したら中火
にし、3〜5分煮てアルコールを飛ばす。

memo 🖋

乳酸菌や酵素は40〜70℃で死滅しますが、死菌
もバイオジェニクスとして善玉菌のえさとなり、
腸によい働きをします。コトコト煮込むことで、
こうじの甘さも引き出されておいしさアップ。

黒い色素のアントシアニンが髪や肌の若返りをサポート

黒豆こうじ水

15kcal

材料（約500ml分）

こうじ ································· 50g
炒り黒豆（黒豆茶でも可） ················· 40g
水 ···································· 500ml

つくり方

❶ こうじをだしパックに詰める。

❷ 容器に❶、炒り黒豆、水を入れ、冷蔵庫で一晩置く。

memo 🖋

炒り黒豆は、黒豆をフライパンでか
き混ぜながら弱火で焼くか、平らな
耐熱容器に入れ、電子レンジ（600
W）で3〜5分加熱して。皮が破れ、
香ばしい香りがしてきたらOK。

YAKU - ZEN - Hot wine
           - Black bean

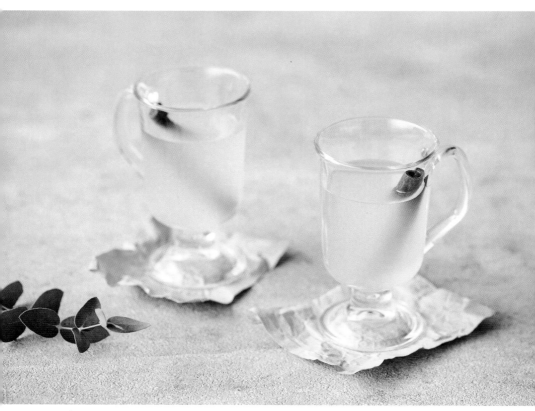

YAKU - ZEN - Cinnamon

甘い香りでリラックス♪　美肌効果も絶大

シナモンこうじ水

材料(約500㎖分)

こうじ ……………………………………… 50 g
シナモンスティック(パウダーでも可) …… 1 本
水 ………………………………………… 500㎖

つくり方

❶ こうじをだしパックに詰める。

❷ 容器に❶、シナモンスティック、水を入れ、冷蔵庫で一晩置く。

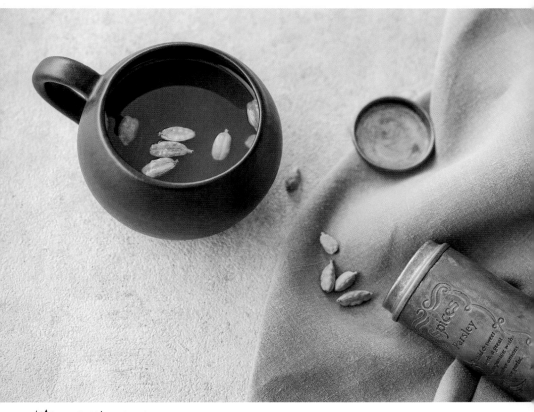

YAKU - ZEN - Cardamom

高貴な香りとすっきりした後味でアロマ効果も

カルダモンこうじ水

33kcal

材料（約500ml分）

こうじ ································· 50g
カルダモン（ホール） ············· 10粒
水 ······························· 500ml

つくり方

❶ こうじをだしパックに詰める。

❷ 容器に❶、カルダモン、水を入れ、冷蔵庫で一晩置く。

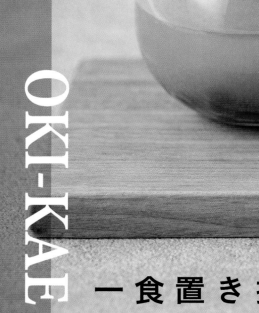

OKI-KAE

一食置き換えこうじ水

OKI-KAE - HOUJi tea and Tapioca

タピオカのモチモチとした食感で満足感がアップ!

ほうじ茶タピオカドリンク

31kcal

材料（1杯分）

こうじ水·····················200㎖
ほうじ茶（ティーバッグ）·········1袋
タピオカ（市販の茹でたもの）··········
···················大さじ2（40ｇ）

つくり方

❶ グラスにこうじ水、ティーバッグを入れ、好みの濃さになったらティーバッグを引き上げる。

❷ ❶にタピオカを加え混ぜる。

memo

こうじの甘みのみでもおいしいのですが、好みでさらに甘みを加えてもOK。

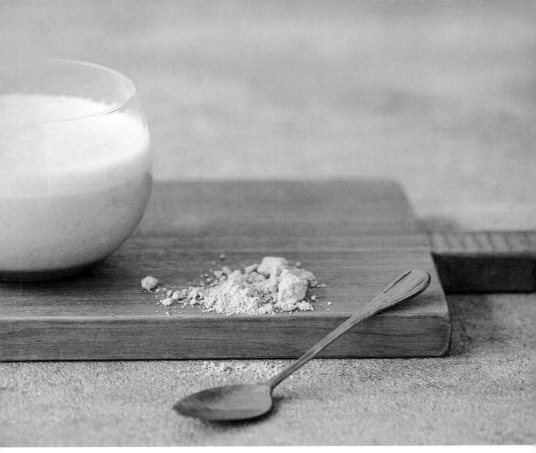

OKi - KAE - Soy milk and Soybean flour

香ばしいきな粉の風味で、たんぱく質が補えるおやつとしても

豆乳きな粉

203kcal

材料（1杯分）

こうじかす ………… 大さじ3（45g）　　きな粉 ……………………… 大さじ2
豆乳 ……………………………… 200ml　　メープルシロップ ………… 大さじ1

つくり方

① ミキサーにこうじかす、豆乳、きな粉を入れて攪拌する。

② グラスにメープルシロップを入れ、上から①を注ぐ。

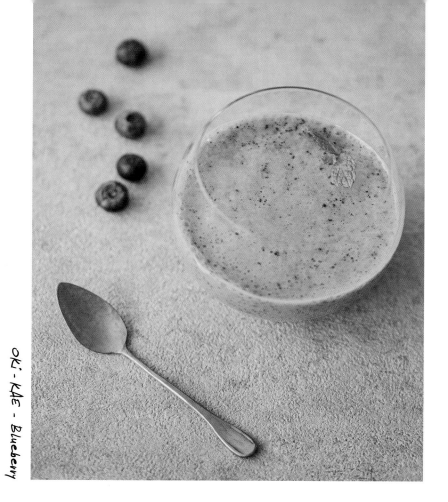

OKi-KAE - Blueberry

こうじとフルーツのダブル酵素で代謝を高めて

ブルーベリースムージー

135kcal

材料（1杯分）

こうじ水	50ml
ブルーベリー	50g
バナナ	1/2本
豆乳	50ml

つくり方

ミキサーに材料をすべて入れて攪拌する。

memo

好みでこうじかすを加えてもOK。目安は1杯につき大さじ1。ほかの材料と一緒にミキサーで攪拌します。さらに飲みごたえがアップして腹持ちもよくなります。

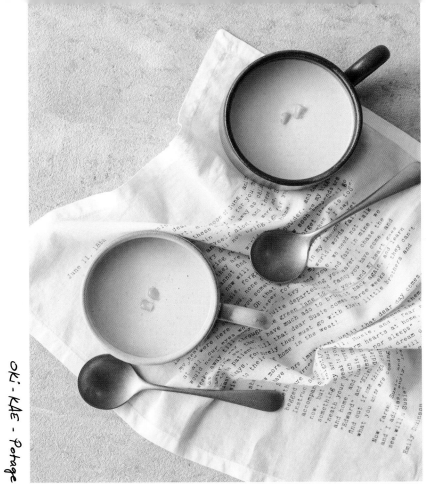

OKI-KAE-Potage

ミキサーで攪拌するだけなのに味は本格的

コーンポタージュ

156kcal

材料（2人分）

こうじかす	大さじ3（45g）
コーン缶（ホール・汁ごと）	200g
豆乳	250ml
塩	適量

つくり方

ミキサーに材料をすべて入れて攪拌する。

memo

コーンの空き缶に豆乳を満たして量れば、計量カップいらずで楽ちん！　温かくして飲みたい場合は、弱火で混ぜながら温め、沸騰させないのが分離しないコツです。

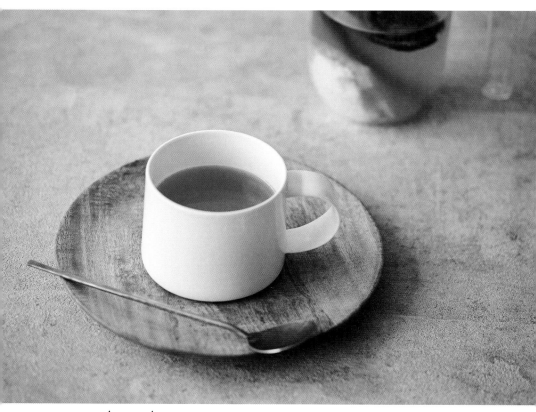

OKi - KAE - DASHi

一晩置いておくだけで旨味の効いただしに

だしこうじ

37kcal

材料（約500ml分）

こうじ	50 g
水	500ml
昆布	1枚（10cm）
干ししいたけ	2個

memo

鍋に左の材料とカットした具材を入れて一晩置けば、だしの効いたみそ汁も簡単につくれます（P.20参照）。また、だしこうじを使って野菜を蒸し煮すれば、ヘルシー＆旨味アップ！

つくり方

① こうじをだしパックに詰める。

② 容器に①、残りの材料を入れ、冷蔵庫で一晩置く。

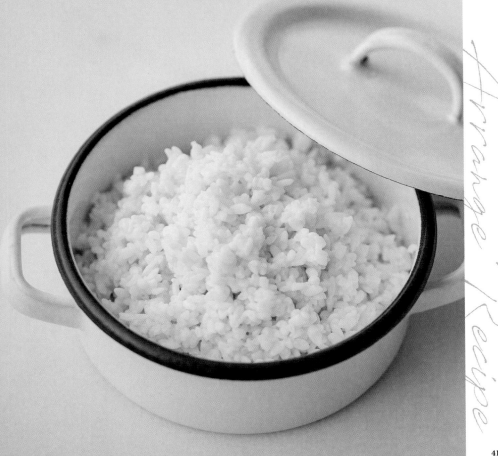

こうじかす
アレンジレシピ

こうじ水をつくったあとに残る"こうじかす"。
酵素や乳酸菌などの栄養素が、まだまだ粒の中に残っています。
本章では、こうじかすを使ったレシピをご紹介。
和洋問わず、おかずから主食、スイーツまで
多彩に使えるこうじを余すところなくいただきましょう。

そのまま食べても、

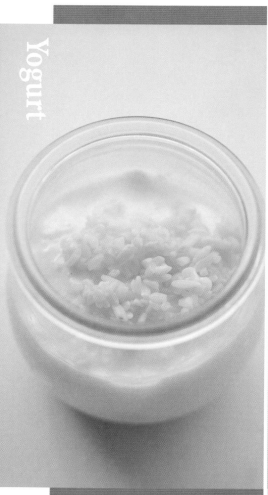

Yogurt

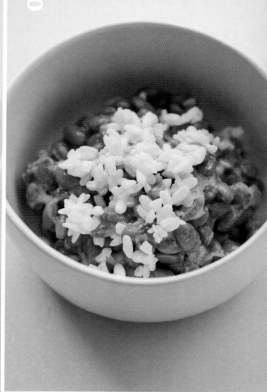

Natto

ヨーグルトに混ぜる

ヨーグルト100gにこうじかす大さじ
1を混ぜていただく。酸味がやわらぎ
粒々の食感がヨーグルトにマッチ。酸
味の出たこうじかすにもおすすめ。

納豆に混ぜる

納豆1パックにこうじかす大さじ1、
添付のたれ、からしを加えて混ぜる。
ごはんにかけていただくほか、冷奴や、
ざるうどんにのせてもおいしい。

混ぜてもおいしい！

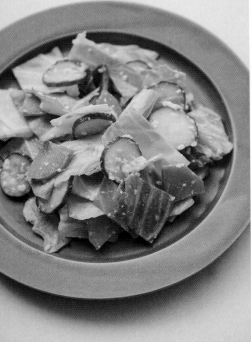

Salad

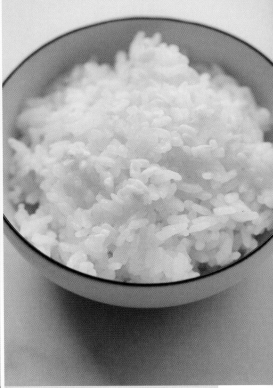

Rice

サラダに混ぜる

お好みの野菜（計約100ｇ）を一口大に
切り、こうじかす大さじ1、塩少々、アマ
ニ油大さじ1と一緒に保存袋に入れて
手でもむ。即席サラダの完成。

ごはんに混ぜる

ごはん1合に対し、こうじかす大さじ
1を混ぜて炊く。ごはんに混ぜていた
だけば、毎日コツコツこうじかすがとれ
て、ほんのり旨味アップ。

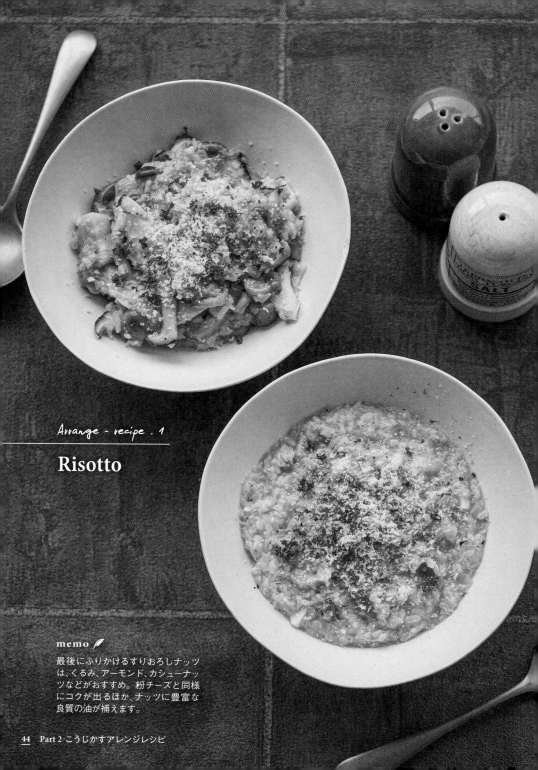

Arrange - recipe . 1

Risotto

memo ✎

最後にふりかけるすりおろしナッツ
は、くるみ、アーモンド、カシューナッ
ツなどがおすすめ。粉チーズと同様
にコクが出るほか、ナッツに豊富な
良質の油が補えます。

こうじがきのこの旨味を存分に引き出す

きのこのリゾット

1人分
243kcal

材料(2人分)

こうじかす……………………200 g	たまねぎ(みじん切り)…………1/2個
オリーブオイル……………小さじ1	ハーブ塩……………………………適量
にんにく(みじん切り)……1かけ	パセリ(みじん切り)………………適量
好みのきのこ類(食べやすい大きさに	粉チーズ(またはお好みのナッツ)…適量
切る)……………………1/2パック	ブラックペッパー…………………適量

つくり方

① 小鍋にオリーブオイル、にんにくを入れて中火にかける。

② 香りがしてきたら、きのこ、たまねぎを加え、しんなりするまで炒める。

③ こうじかすを入れ、かぶる程度の水(50ml〜・分量外)を加えて2〜3分、好みの硬さまで煮る。

④ 水分が少なくなったらハーブ塩で味を調え、皿に盛ってパセリを散らし、粉チーズまたはすりおろしたナッツと、ブラックペッパーをふりかける。

酸味がまろやかになって旨味が溶け出す

トマトリゾット

1人分
246kcal

材料(2人分)

こうじかす……………………200 g	ハーブ塩……………………………適量
オリーブオイル……………小さじ1	パセリ(みじん切り)………………適量
にんにく(みじん切り)……1かけ	粉チーズ(またはお好みのナッツ)…適量
トマト(角切り)……………1/2個	ブラックペッパー…………………適量
たまねぎ(みじん切り)…………1/2個	

つくり方

① フライパンにオリーブオイル、にんにくを入れて中火にかける。

② 香りがしてきたら、トマト、たまねぎを加え、しんなりするまで炒める。

③ こうじかすを入れ、かぶる程度の水(50ml〜・分量外)を加えて2〜3分、好みの硬さまで煮る。

④ 水分が少なくなったらハーブ塩で味を調え、皿に盛ってパセリを散らし、粉チーズまたはすりおろしたナッツとブラックペッパーをふりかける。

こうじ漬けのやわらかステーキをガツンといただく!

ガーリックライス

1人分
634kcal

材料(2人分)

A ┌ こうじかす(つけ込み用)…… 大さじ4(60g)
  └ にんにく(すりおろし)………………… 1かけ
牛肉(ステーキ用)………………………… 200g
ごま油…………………………………… 大さじ2
長ねぎ(みじん切り)……………………… 1/2本
にんにく(薄切り)………………………… 4かけ
ごはん…………………………………… 300g
こうじかす(よく水けを切る)…… 大さじ2(30g)
しょうゆ…………………………………… 適量
ブラックペッパー………………………… 適量

つくり方

① 保存袋にAを入れてよくもみ、ペースト状にする。

② 牛肉はフォークで数カ所、穴を開ける。

③ ①に牛肉を入れ、袋の上から60回程度もむ。

④ フライパンにごま油大さじ1を熱し、長ねぎ、にんにくを加え、香りを立たせる(にんにくは色がついたら取り出しておく)。

⑤ ④にこうじかす、ごはんを加え混ぜ、しょうゆ、ブラックペッパーで味を調え、皿に盛る。

⑥ ③の牛肉についたこうじペーストをキッチンペーパーなどで拭き取る。

⑦ ④のフライパンの汚れを軽く拭き、ごま油大さじ1を熱して牛肉を入れ、両面を焼く。

⑧ 牛肉を食べやすい大きさにカットして⑤にのせ、④のにんにくを飾り、ブラックペッパーをふる。

memo

こうじかすは、しっかり水けを切らないと、ガーリックライスがベトッとしてしまうので、気をつけて。牛肉をもまずに冷蔵庫で熟成させてもOKです(4日間保存可能)。

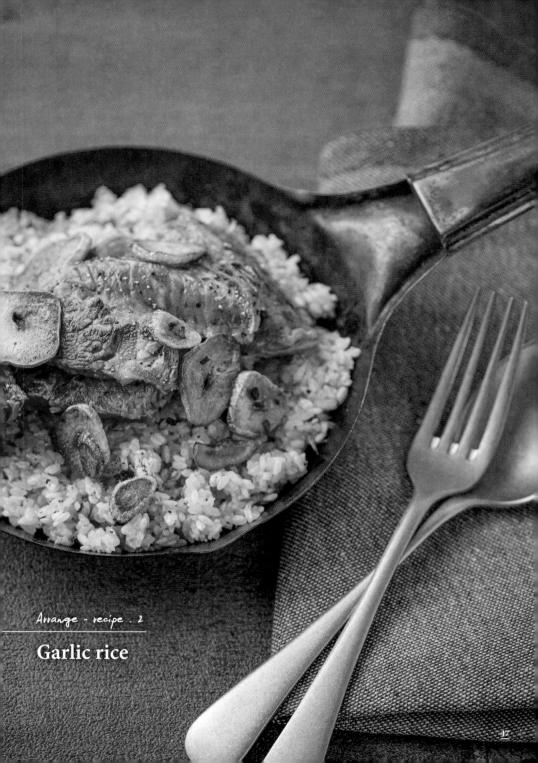

Garlic rice

こうじかすのほんのりとした甘さが酢飯にマッチ

おいなりさん

1人分
342kcal

材料（2人分）

こうじかす（よく水けを切る）……大さじ2（30g）
冷ましたごはん………………………… 150g

A
┌ きゅうり（輪切り）……………………… 1/2本
│ 炒り白ごま ………………………… 大さじ1
│ みょうが（輪切り）………………………… 2本
└ りんご酢 …………………………… 大さじ1
いなり寿司用油揚げ…………………………… 6枚

つくり方

❶ ボウルにこうじかす、ごはんを入れ、Aを加え混ぜる。

❷ いなり寿司用油揚げの皮に❶を詰める。皿に盛り、好みで炒り白ごまをふる。

memo ✒

こうじかすに甘みがあるので、砂糖不
使用の酢飯でもおいしく、ヘルシー
にいただけます。こうじかすは、しっ
かりと水けを切ってからごはんと混
ぜ合わせるのがコツ。

memo ✒

酵素が生きていてごはんのでんぷん
を分解するので、できたてをいただく
のがおすすめです。お弁当に入れる
場合は、米と一緒にこうじかすを入
れて炊いて（P.43参照）。

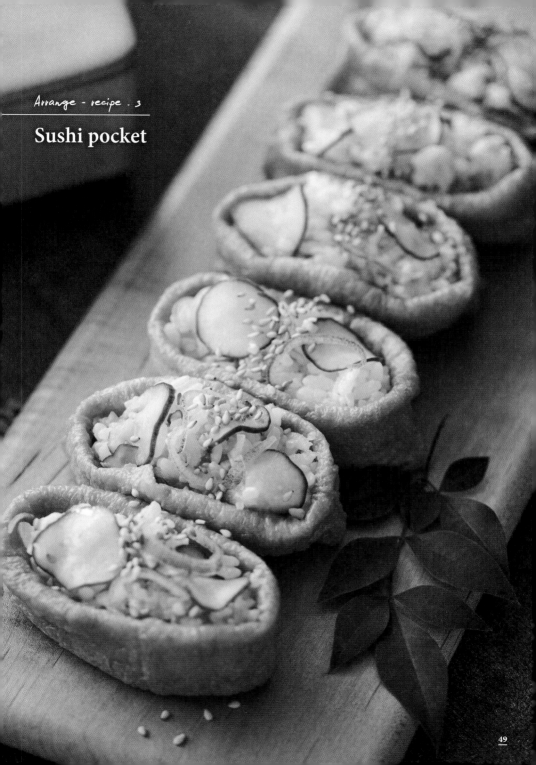

Sushi pocket

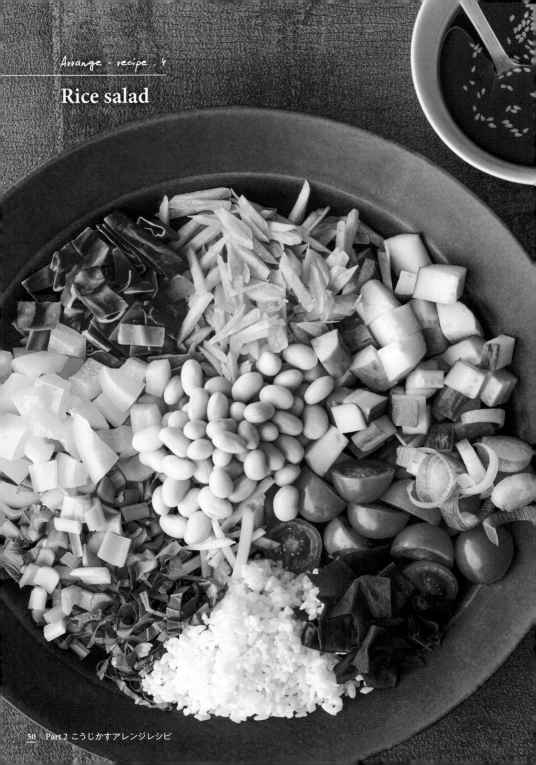

Rice salad

スパイシーなたれとこうじがよく合い
野菜がたっぷり食べられる

ライスサラダ（カオヤム）

1人分
237kcal

材料（2人分）

こうじかす（よく水けを切る）‥‥‥‥‥‥‥‥ 70 g

A
- きゅうり（角切り）‥‥‥‥‥‥‥‥‥‥‥‥ 1/2本
- にんじん（細切り）‥‥‥‥‥‥‥‥‥‥‥‥ 1/3本
- 黄パプリカ（角切り）‥‥‥‥‥‥‥‥‥ 小1/2個
- 紫キャベツ（角切り）‥‥‥‥‥‥‥‥‥‥ 1枚
- 小松菜（みじん切り）‥‥‥‥‥‥‥‥‥‥ 1株
- ミニトマト（半分に切る）‥‥‥‥‥‥‥‥ 6個
- 大豆の水煮‥‥‥‥‥‥‥‥‥‥ 大さじ4（60 g）
- 乾燥わかめ‥‥‥‥‥‥‥ 大さじ1（水で戻す）
- 薬味（しょうがの千切り、みょうがの輪切り）‥
 ‥‥‥‥‥‥‥‥‥‥‥‥‥‥‥‥ 各20 g程度

B
- コチュジャン‥‥‥‥‥‥‥‥‥‥‥‥‥ 大さじ1
- しょうゆ‥‥‥‥‥‥‥‥‥‥‥‥‥‥‥ 大さじ2
- 酢（またはレモン汁）‥‥‥‥‥‥‥‥‥ 大さじ1
- ごま油‥‥‥‥‥‥‥‥‥‥‥‥‥‥‥‥ 大さじ1
- 炒り白ごま‥‥‥‥‥‥‥‥‥‥‥‥‥‥ 大さじ1

つくり方

❶ こうじかすと、Aの具材を皿に盛る。

❷ Bを混ぜ合わせて❶にかける。

※こうじかすと具材を崩し、和えながらいただく。

memo ✒

こうじかすとともに盛る食材には、
干しエビやアボカド、フルーツ、パク
チーなどもおすすめです。酢をレモ
ン汁にするとエスニック風に。

Beef curry

memo

加える水は控えめに。
塩のみでも旨味があり
ますが、好みでしょう
ゆやみそを隠し味に加
えても美味しいです。

こうじが生み出すとろみと旨味をめしあがれ

ビーフカレー

1人分
417kcal

材料（2人分）

こうじかす……………… 大さじ4（60ｇ）	米油………………………… 大さじ2
A	牛肉（カレー用）…………… 200ｇ	たまねぎ（くし形切り）………… 1個
	塩…………………… 小さじ1	じゃがいも（薄めの輪切り）……… 1個
	ローリエ…………………… 1枚	にんじん（いちょう切り）………… 1/2本
	にんにく（すりおろし）…… 1かけ	カレー粉………………… 大さじ1
	しょうが（すりおろし）…… 1かけ	塩…………………………… 少々

つくり方

① 保存袋にこうじかすを入れ、手でよくもみペースト状にする。

② ①にAを入れてよくもみ込み、冷蔵庫で1時間〜4日間保存する。

③ 鍋に米油を熱し、たまねぎを加えてしんなりするまで炒める。じゃがいも、にんじん、カレー粉を加え、油をなじませたら浸る程度の水（分量外）を加え、②をのせてフタをし、牛肉に火が通るまで蒸し煮する。

④ とろみが足りなければ、こうじかすペーストを追加し、塩で味を調える。

冷凍ストックしておけば、10分で本格派カレー！

グルテンフリー発酵カレールー

1人分
42kcal

材料（2人分）

こうじかす（よく絞ったもの）
……………………… 70ｇ
カレー粉……… 大さじ1〜
※好みの辛さに調整を。

しょうゆ………… 大さじ1
米油……… 大さじ2（20ｇ）
塩…………………………… 少々

memo
市販のルーに比べてカロリーハーフ。豆乳や水でのばしてカレーソースやカレードレッシング、ハンバーグソースにしてもGOOD。自然解凍なら酵素も生きています。

つくり方

① 材料をすべてフードプロセッサーにかける（または、こうじかすをすり鉢ですりつぶし、滑らかになったらカレー粉、しょうゆ、米油、塩の順に混ぜ合わせる）。

② ①を半分ずつラップに包むか、製氷皿に入れ、冷凍庫で固める。

③ 固まったルーは保存袋を二重にして入れ、におい移りに気をつけて冷凍庫で保管する。

※野菜と肉に火が通った時点で凍ったまま鍋に入れてとろみがつくまで煮込み、塩で味を調える。

Meat patty

こうじがつなぎになって、ふわっとやわらか食感に

ハンバーグ

1人分
766kcal

材料（2人分）

【ハンバーグ】

こうじかす	大さじ3（45g）
たまねぎ（みじん切り）	1/2個
牛豚あいびき肉	300g
干ししいたけ（小さくちぎる）	1個
にんにく（すりおろし）	1かけ
塩	小さじ1
ナツメグ	少々

【オニオンソース】

こうじかす	大さじ1（15g）
たまねぎ（みじん切り）	1/2個
しょうゆ	大さじ1
にんにく（すりおろし）	1かけ
ブラックペッパー	少々

【付け合わせ】

ベビーキャロット（一口大に切る）	2本
ブロッコリー	4房

※大さじ2の水またはこうじ水で蒸し煮にする。

温かいごはん	2膳

memo 🖋
ハンバーグや野菜は油の代わりに水またはこうじ水で蒸し煮にするとふんわりヘルシーに仕上がります。

memo 🖋
ハンバーグのタネは、ピーマンやしいたけの肉詰めとしても使えるので、多めにつくっていろいろ活用してみて。❸の状態で冷蔵保存し、2日程度を目安に使い切りましょう。

つくり方

❶ ハンバーグをつくる。
鍋にたまねぎ、水またはこうじ水大さじ2（分量外）を入れ、フタをして弱火にかけ、透き通るまで蒸し煮にして冷ます（ⓐ）（または、ラップで包んだたまねぎを電子レンジ〈500W〉で5分加熱し、フードプロセッサーにかけて冷ます）。

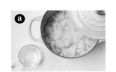

❷ 保存袋にこうじかすを入れ、よくもんでペースト状にする。

❸ 冷めた❶と残りの材料をすべて❷に入れ、よく混ぜ、冷蔵庫で1時間〜2日間保存する。

❹ ❸を6等分し、成形する。

❺ フッ素樹脂加工のフライパンに❹を並べて両面に焼き色をつけ、水またはこうじ水大さじ2（分量外）を加え、フタをして中火で蒸し焼きにする。ごはんと付け合わせとともに皿に盛る。

❻ オニオンソースをつくる。
鍋に、たまねぎ、水またはこうじ水大さじ2（分量外）を入れ、フタをして弱火にかけ、透き通るまで蒸し煮にして冷ます（または、ラップで包んだたまねぎを電子レンジ〈500W〉で5分加熱し、フードプロセッサーにかけて冷ます）。ペースト状にしたこうじかす、残りの材料を混ぜ合わせ、塩（分量外）で味を調える。あればパセリを飾る。

ふわふわモチモチ香ばしい!
キッズも喜ぶ

パンケーキ

1人分
422kcal

材料(2人分)

こうじかす	大さじ4(60g)
卵	2個
アーモンドプードル	80g
ベーキングパウダー	小さじ1/2(2g)
米油	適量
好みのフルーツ	各適量
アーモンド(刻む)	適量
メープルシロップ	適量

つくり方

❶ フードプロセッサー、またはすり鉢でこうじか
　すをペースト状にする。

❷ ❶に卵、アーモンドプードルを加え、よく混ぜる。

※❶〜❷の作業をすべてミキサー、ミルサー、フードプロセッサー、
ブレンダーで行っても可。

❸ ホットケーキ生地の硬さになるよう水適量(分量
　外)を加えて調整する。ベーキングパウダーを加
　え、手早く混ぜる。

❹ フライパンに米油を熱し、❸を1/6量ずつ流し
　入れ、弱火で両面を焼く。

❺ ❹を器に盛り、好みのフルーツ、アーモンドを盛
　りつけてメープルシロップをかけていただく。

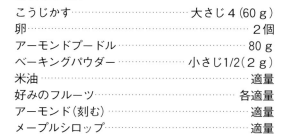

memo 🖋

ベーキングパウダーは、なければ入れ
なくても大丈夫ですが、入れると軽
い食感に仕上がります。こうじかす
とのダブル効果でふわっふわのパン
ケーキに。

Arrange - recipe . 7

Pancake

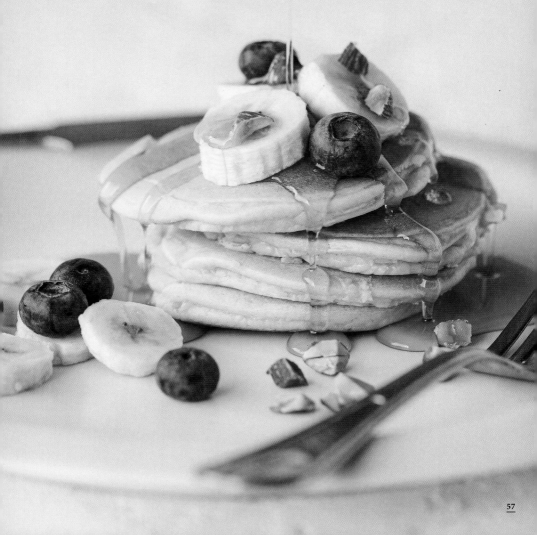

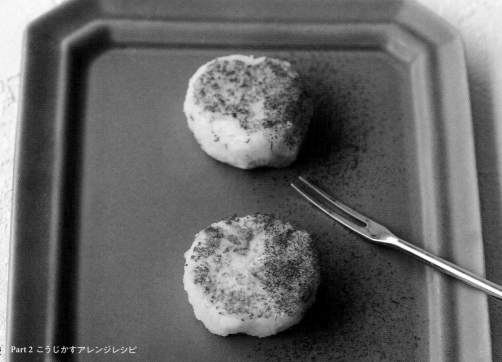

Arrange - recipe . 8

Potato mochi

じゃがいも×のり塩味で、
安定のおいしさです

いももち

1人分
165kcal

材料(2人分)

こうじかす（よく絞ったもの）……… 大さじ1（15g）
じゃがいも……………………………………… 2個
塩…………………………………………… 小さじ1/2
米油………………………………………………適量
青のり……………………………………………適量

つくり方

1. じゃがいもはよく洗い、皮付きのまま濡らしたキッチンペーパーで包み、ラップをして電子レンジ（500W）で6分加熱する。竹串がすっと通るようになったら取り出して熱いうちに皮をむく。（やけどに注意）

2. 保存袋に1を入れ、マッシャーなどですりつぶす。

3. こうじかす、塩を加え、さらに混ぜる。

4. フライパンに米油を熱し、4等分にして平たい円形に成形した3を並べ、両面を焼く。

5. 器に盛り、青のりをふりかける。

memo

つぶしたじゃがいもとこうじかすを混ぜ合わせた状態で時間を置きすぎると、酵素の力ででんぷんの分解が進み、とろとろになってしまいます。混ぜたあとは、早めに成形して焼きましょう。

memo

みじん切りのじゃがいもを大さじ1くらい加えると「じゃがりこ®」のような味に！

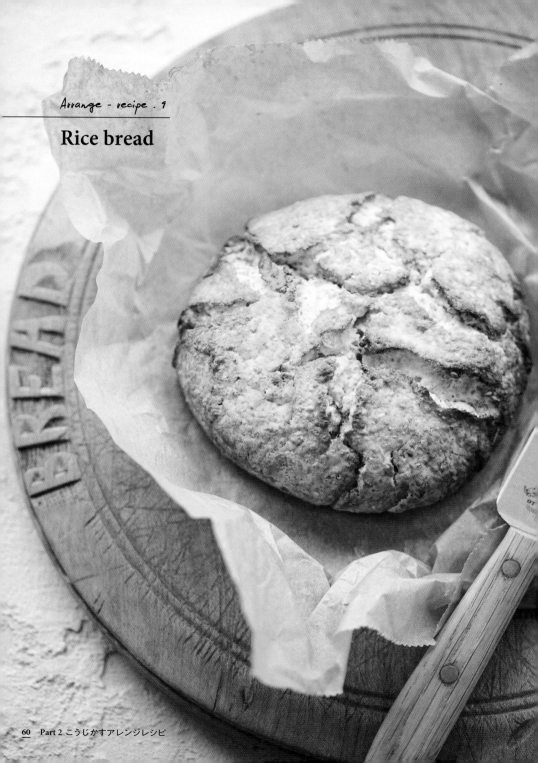

Arrange - recipe . 1

Rice bread

外はカリッ! 中はずっしりモチモチ

こうじパン

1人分
275kcal

材料（2人分）

A	こうじかす（よく絞ったもの）…………	100 g
	製菓用米粉………………………………	100 g
	塩……………………………………	ふたつまみ

無調整豆乳……………………………… 60 g
レモン汁………………………………… 2 g
ベーキングパウダー …………… 小さじ1（4 g）

つくり方

❶ ボウルにAを入れ、手ですりつぶしながら混ぜ合わせる。

❷ 豆乳を加え、耳たぶくらいのやわらかさにまとめる。このとき、好みで青のり適量
（分量外）を加える。

❸ レモン汁を加えてよく混ぜ、さらにベーキングパウダーも加えて均一に混ぜる。

❹ 好みの大きさに丸めて、クッキングシートを敷いた天板に並べ、180℃のオーブ
ンで20 ～ 30分焼く。

1枚分
221kcal

ツナやコーンをのせたりと、アレンジも楽しんで

こうじピザ

材料（3枚分）

こうじパンの生地…………………………………… 全量
ピザソース…………………………………… 好みの量
モッツァレラチーズ（薄切り）………………… 好みの量
ミニトマト（スライス）………………………… 好みの量
バジル………………………………………… 好みの量

つくり方

❶ こうじパンの生地を3等分して、平たい円形に成形し、
180℃のオーブンで10 ～ 15分焼く。

❷ ❶にピザソースを塗り、モッツァレラチーズ、ミニトマ
ト、バジルをのせ、180℃のオーブンで約10分焼く。

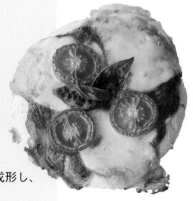

こうじの酵素力で、生クリームなしでもしっとり食感に

生スイートポテト

1個分
51kcal

材料（20個分）

さつまいも……………………………… 大1本（400 g）

A
├ こうじかす…………………………… 大さじ3（45 g）
├ アマニ油……………………………… 大さじ3
├ 好みの甘味料………………………… 大さじ3〜
└ 塩……………………………………… ひとつまみ

つくり方

❶ さつまいもは皮ごと洗い、濡らしたキッチンペーパーで全体を包む。

❷ 耐熱容器に❶を入れ、ふんわりとラップをかけて電子レンジ（300W）で15分加熱する。

❸ 皮をきれいにむき（皮は取っておく）、熱いうちに保存袋に入れてマッシャーなどでつぶしてペースト状にする。（やけどに注意）

❹ 粗熱を取った❸にAを加え、袋の上から手でもんでよく混ぜ合わせる。

❺ 成形して、皮を飾りつける。

memo ✐

生クリームを使わなくても、こうじかすに含まれる酵素の力でさつまいもがしっとりとした口当たりに。生クリームのコク深さは、アマニ油を加えることでヘルシーに再現しています。アマニ油は酸化しやすいので、冷凍保存するときは保存袋を二重にして。食べるときは加熱せず自然解凍で。

Arrange - recipe . 10

Sweet potato

Ice cream

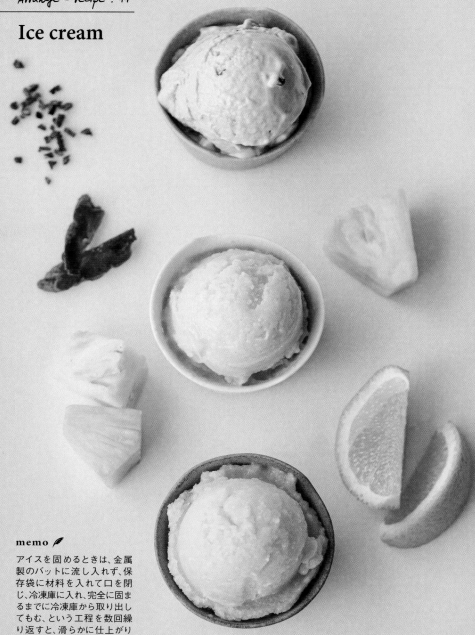

memo 🖋

アイスを固めるときは、金属製のバットに流し入れず、保存袋に材料を入れて口を閉じ、冷凍庫に入れ、完全に固まるまでに冷凍庫から取り出してもむ、という工程を数回繰り返すと、滑らかに仕上がります。

干し柿＋メープルシロップで焦がしキャラメル感が

キャラメルアイス

1人分
235kcal

材料（2人分）

こうじかす（軽く水けを切る）…………
………………………… 大さじ４（60ｇ）
こうじ水（または水）…………… 150㎖
干し柿（小さめに切る）… １個（30〜35ｇ）

メープルシロップ…………… 大さじ1/2
バニラエッセンス………………… 少々
アマニ油（または米油）………… 30ｇ
塩……………………… ひとつまみ
カカオニブ………………………… 適量

※砕いたミックスナッツでもOK。

つくり方

❶ ミキサーにカカオニブ以外の材料をすべて入れ、攪拌する。カカオニブを混ぜる。

❷ ❶を金属製のバットに流し入れ、冷凍庫で約４時間冷やし固める。

甘みの強いパインなら、甘味料はなくてもOK

パイナップルアイス

1人分
63kcal

材料（2人分）

こうじかす…………… 大さじ２（30ｇ）
こうじ水（または水）………… 大さじ２

パイナップル（カット）…………100ｇ
好みの甘味料…………… 大さじ１〜

つくり方

❶ ミキサーにパイナップル、こうじかす、こうじ水を入れて攪拌する。

❷ 甘味料を入れて好みの甘さに調整したら、金属製のバットに流し入れ、冷凍庫で
約４時間冷やし固める。

フルーティーで口当たりも滑らかなシャーベットです

オレンジアイス

1人分
61kcal

材料（2人分）

こうじかす…………… 大さじ２（30ｇ）
こうじ水（または水）………… 大さじ２

オレンジ（皮をむき薄皮を取る）… １個
好みの甘味料……………… 大さじ１〜

つくり方

❶ ミキサーにオレンジ、こうじかす、こうじ水を入れて攪拌する（または、保存袋に
入れて手でもんでつぶす）。

❷ 甘味料を入れて好みの甘さに調整したら、金属製のバットに流し入れ、冷凍庫で
約４時間冷やし固める。

Arrange - recipe . 12

Miso paste

こうじの旨味が効いたみそを
きゅうりにたっぷりと

こうじのもろきゅう風

1人分
61kcal

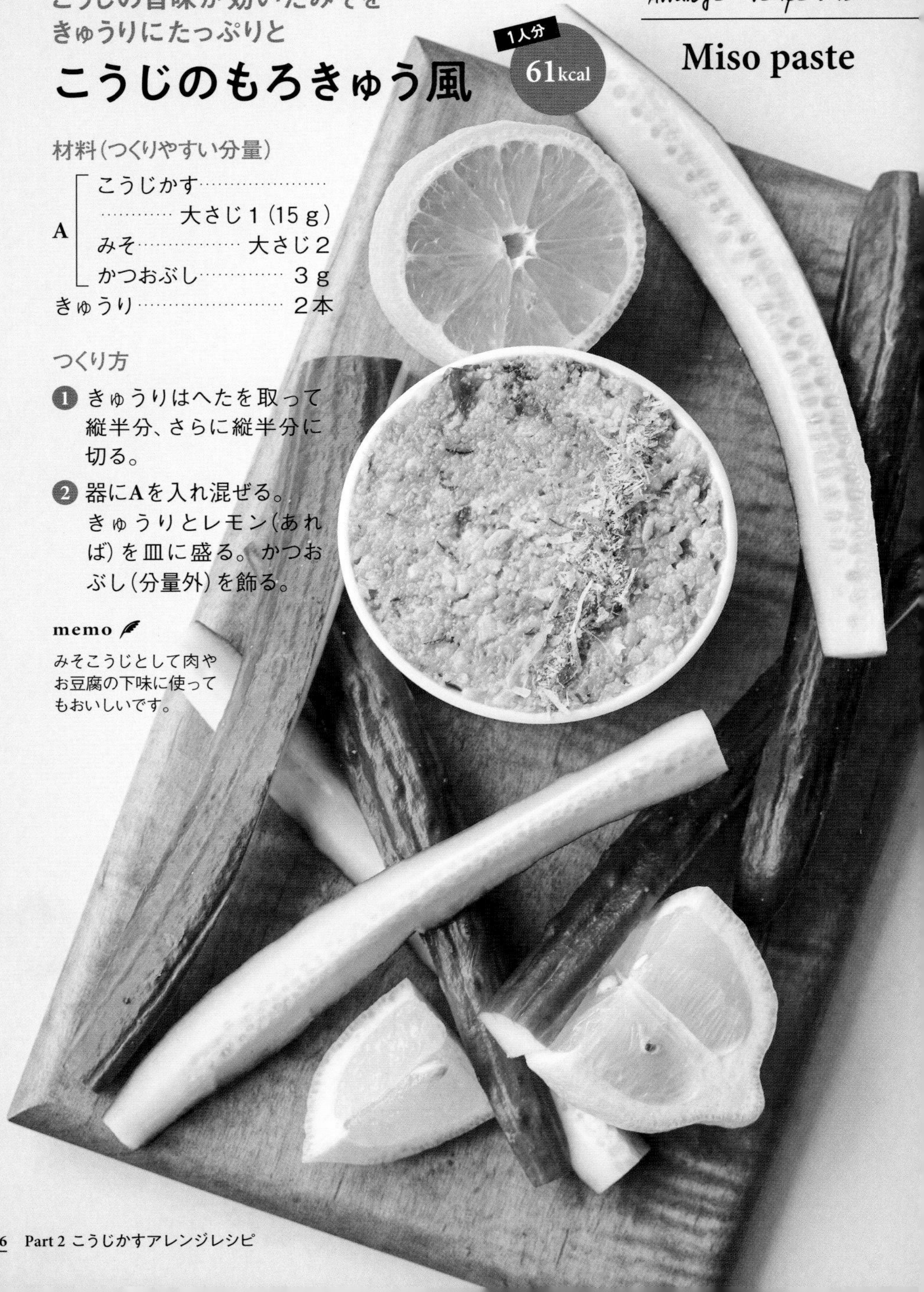

材料（つくりやすい分量）

A
- こうじかす……………… 大さじ1（15ｇ）
- みそ……………… 大さじ2
- かつおぶし……………… 3ｇ

きゅうり……………… 2本

つくり方

1. きゅうりはへたを取って縦半分、さらに縦半分に切る。
2. 器にAを入れ混ぜる。きゅうりとレモン（あれば）を皿に盛る。かつおぶし（分量外）を飾る。

memo

みそこうじとして肉やお豆腐の下味に使ってもおいしいです。

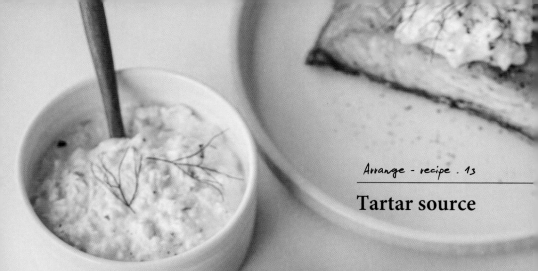

ピクルスなしでもこうじの甘みで
満足なおいしさに

タルタルソース

1人分
130kcal

材料（2人分）

こうじかす……………
……… 大さじ3（45g）
たまねぎ（みじん切り）
……………… 1/2個
きゅうり（みじん切り）
……………… 1/2本
塩……… ひとつまみ
マヨネーズ… 大さじ2
ブラックペッパー 少々

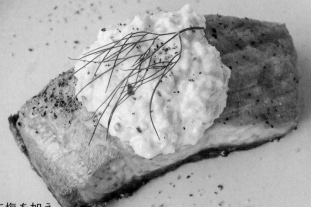

つくり方

① たまねぎ、きゅうりに塩を加え、
　しばらく置く。

② しんなりしたらキッチンペーパ
　ーで水けをよく拭き取る。

③ 器に②、残りの材料を入れ、混ぜ
　合わせる。あればフェンネルを
　飾る。サーモンなどにかけてい
　ただく。

Column
発酵ドレッシング

こうじかすでつくる発酵ドレッシングは、食材本来の味を引き立てます。
塩、またはしょうゆをベースにした基本のドレッシングのほか、
いろんな味を楽しみたい人は、すりおろし野菜を加えてアレンジを。

※大＝大さじ、小＝小さじとして明記しています。
こうじかすペーストは、こうじかすをすりつぶしたものです。

【基本の塩ドレ】

 ＋ ＋ ＋ ＝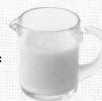

| こうじかすペースト 大1 | 塩 小1 | 酢 大1 | 油 大1 | フレンチドレッシング風 |

【基本のしょうゆドレ】

 ＋ ＋ ＋ ＝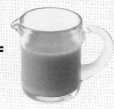

こうじかすペースト 大1　　しょうゆ 大1½　　酢 大1　　油 大1

【アレンジドレッシング】 甘みを引き出したいときは蒸し煮した野菜を使って。

塩ドレを Arrange →

にんじん塩ドレ	たまねぎ塩ドレ	ハーブ塩ドレ
＋ にんじん すりおろし 大1	＋ たまねぎ すりおろし 大1	＋ 青じそ みじん切り 3枚

しょうゆドレを Arrange →

にんじんしょうゆドレ	たまねぎしょうゆドレ	ハーブしょうゆドレ
＋ にんじん すりおろし 大1	＋ たまねぎ すりおろし 大1	＋ 青じそ みじん切り 3枚

こうじかす
つけおきレシピ

こうじかすペーストでつくるつけおきレシピは、酵素の力でたんぱく質が分解されてやわらかくなります。

また、アミノ酸が増加したことで旨味もアップ。

生きたこうじ菌がほかの雑菌の繁殖を抑え、保存性も上がるほか、減塩もかないます。

冷蔵庫で熟成する新しいつくりおきを体験してみてください。

Tsukeoki Recipe

こうじかすでつける

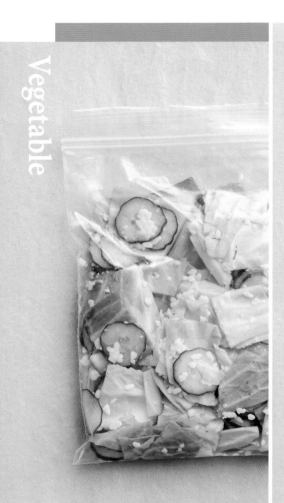

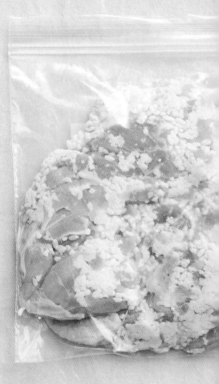

Vegetable

Meat

野菜つけおき

好みの野菜150〜200gを切って、こうじかす大さじ3（45g）と塩適量を一緒に保存袋に入れてもみ込む。1時間ほどで浅漬け風に。冷蔵保存で5日間。

肉つけおき

好みの肉類350〜400gをこうじかす大さじ3（45g）、塩適量と一緒に保存袋に入れてつけ込む。1時間ほどで下味がつき、やわらかくなる。冷蔵保存で3日間。

だけ！つけおきレシピ

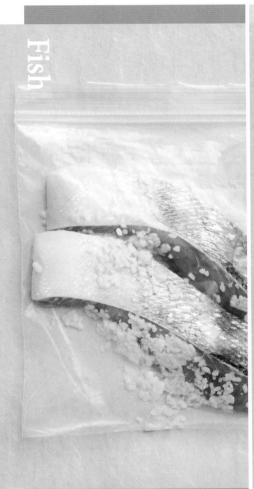

Fish

Eggs

魚つけおき

好みの魚（切り身）をこうじかす大さじ
3（45ｇ）、塩適量と一緒に保存袋に入
れ、つけ込む。1時間ほどで旨味がアッ
プし西京漬け風に。冷蔵保存で3日間。

卵つけおき

ゆで卵（殻をむく）をこうじかす大さじ
3（45ｇ）、塩適量と一緒に保存袋に入
れ、冷蔵庫で一晩つけ込むとやわらか
さと旨味がアップ。冷蔵保存で2日間。

※完成した料理は薄味なので日持ちしません。当日中にお召し上がり下さい。

Sauerkraut

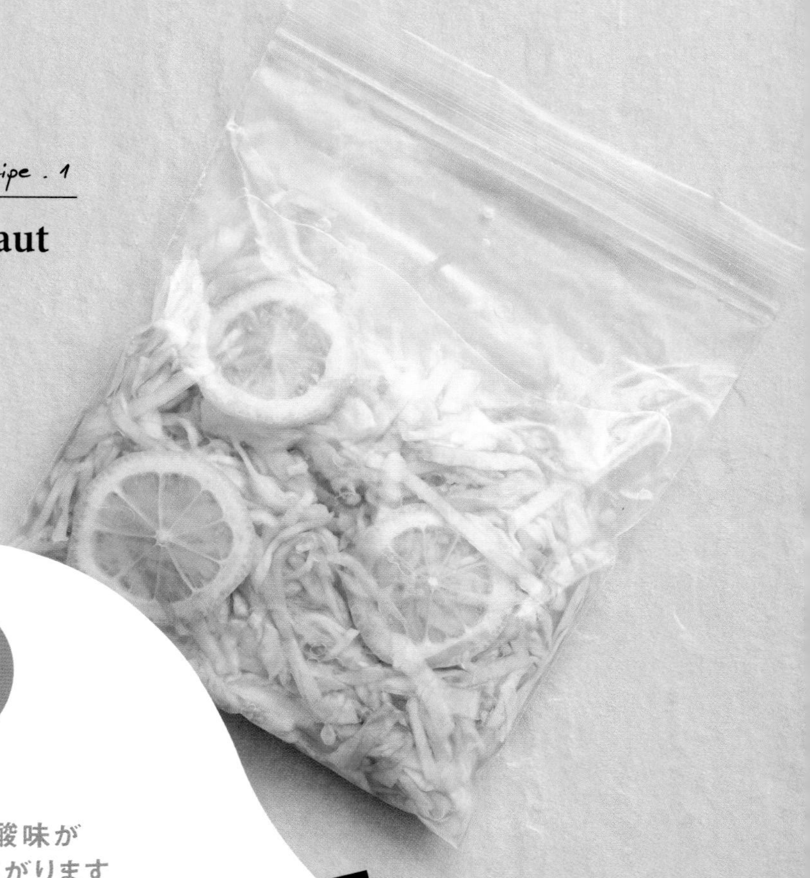

保存
4日

さわやかな酸味が
口の中に広がります

ザワークラウト風

1人分
107kcal

材料(2人分)

キャベツ(千切り) ·················· 4枚
塩 ······························ ふたつまみ

A
┌ こうじ水 ···················· 200ml
│ レモン(輪切り) ············· 1/4個
│ 乾燥マスタードシード(白)···· 10粒
└ 好みの甘味料 ················· 適量

memo 🖋

こうじによって発酵が進むので一晩置くだけ
で適度な酸味が出ます。つけおき時間が長い
ほど酸味は増すので、酸っぱいほうがお好みな
ら2〜4日つけおいてからいただいて。

つくり方

❶ キャベツを塩でよくもみ込む。

❷ 保存袋に❶とAを入れ、冷蔵庫、または常温で一晩置く。

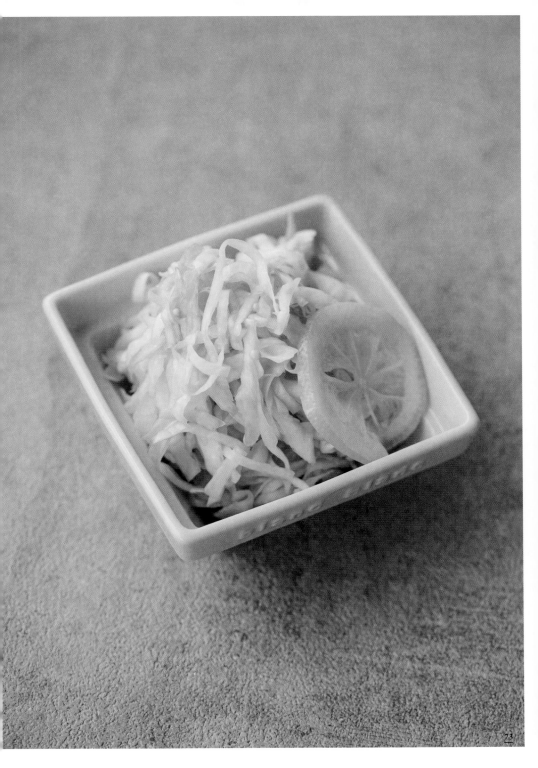

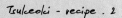
Mackerel

保存
4日

memo

魚をこうじにつけておくと、旨味が出るだけでなく、臭みも抑えられるほか、焼いたときに身もふっくらとなります。さば以外にも、さけやたらなども西京漬けにはおすすめ。

臭みが取れて旨味が濃厚に。
身もふっくらといただけます

さばの西京漬け

1人分
239kcal

材料(2人分)

こうじかす	大さじ3(45g)	さば(切り身)	2切れ
みそ	大さじ1	レモン(一口大に切る)	1/2個
みりん	大さじ2	大葉(粗みじん切り)	適量

つくり方

① 保存袋にこうじかすを入れ、手でもんでペースト状にする。

② ①にみそ、みりんを加え、さらによく混ぜる。

③ さばに②を塗り、保存袋に入れ冷蔵庫で1時間〜4日間保存する。

④ ③のさばを袋から取り出し、キッチンペーパーなどでこうじかすを拭き取る。

⑤ フッ素樹脂加工のフライパンにさばを並べて中火で焼き色がつくまで両面を焼く。器にごはん(分量外)を盛り、大葉を散らす。あればレモンを添える。

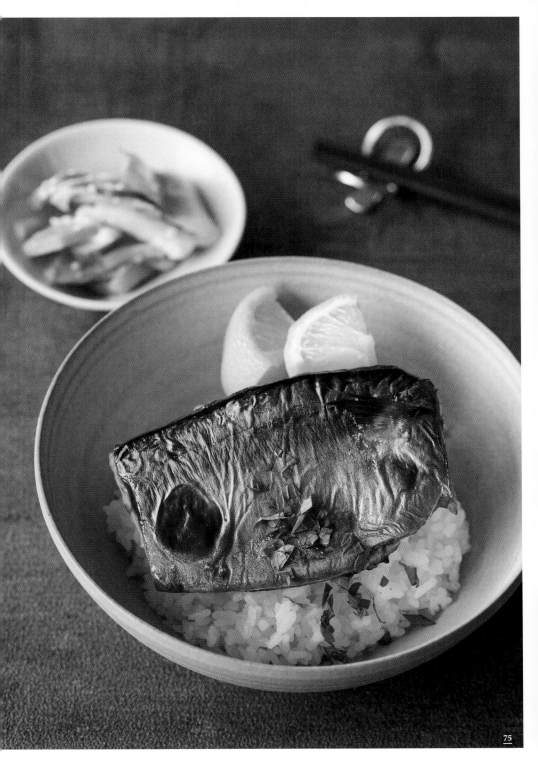

Pork ham

しっとりやわらか！
口の中で肉の旨味が広がる

ももハム

1人分
203kcal

保存
4日

材料（2人分）

こうじかす ……………… 大さじ３（45 g）
豚もも肉（かたまり）…………… 200 g
長ねぎの青い部分（香草でも可）… 約10cm

A
┌ てんさい糖 ……………………… 5 g
│ 塩 ………………………………… 3 g
└ ブラックペッパー……………… 適量

つくり方

① 保存袋にこうじかすを入れ、よくもんでペースト状にする。

② ①に豚肉を入れてよくもみ込み、冷蔵庫で１時間〜４日間保存する。

③ ②の豚肉を袋から取り出し、キッチンペーパーなどでこうじかすを
拭き取ってAをもみ込む。

④ フッ素樹脂加工のフライパンで③の全面を軽く焼きつける。うっ
すら焼き色がついたら保存袋にねぎとともに入れ、空気を抜く。

⑤ 炊飯器にお湯をはって④を入れ、皿
などで重しをしてフタをし、保温モー
ド（約60℃）で１時間保温する。煮汁
が濁っているときは時間を追加して。

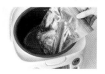

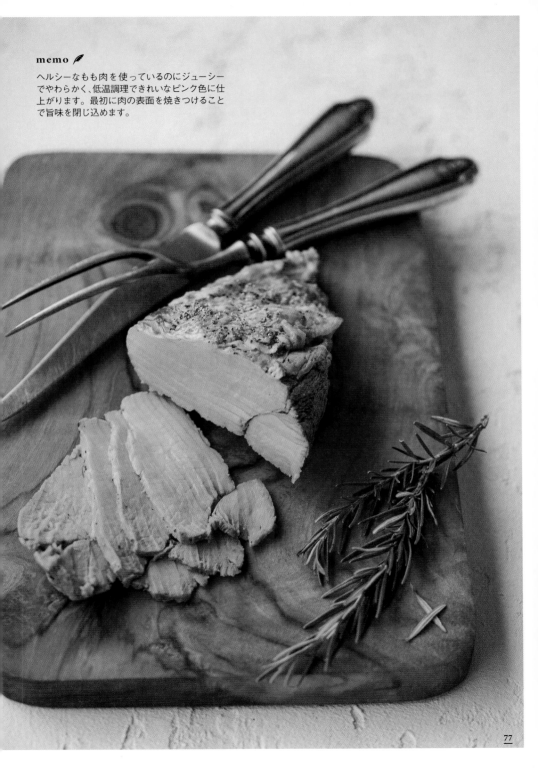

memo ✒

ヘルシーなもも肉を使っているのにジューシー
でやわらかく、低温調理できれいなピンク色に仕
上がります。最初に肉の表面を焼きつけること
で旨味を閉じ込めます。

Chicken

脂肪の少ない鶏むね肉もこうじパワーでやわらかく!

発酵チキン

1人分
149kcal

材料（2人分）

こうじかす	大さじ3（45g）
長ねぎ（4cm長さに切る）	1/2本

A
鶏むね肉（一口大に切る）	小1枚
たまねぎ（すりおろし）	1/4個分
塩	小さじ1

つくり方

1 保存袋にこうじかすを入れ、よくもみ込んでペースト状にする。Aを入れ、1時間〜4日間冷蔵庫でつけ込む。

2 1の鶏肉を袋から取り出してキッチンペーパーなどでこうじかすを拭き取る。

3 フッ素樹脂加工のフライパンで2とねぎを全体に火が通るまで焼き、好みでハーブ塩、唐辛子こうじ（P.94参照）などをつけていただく。

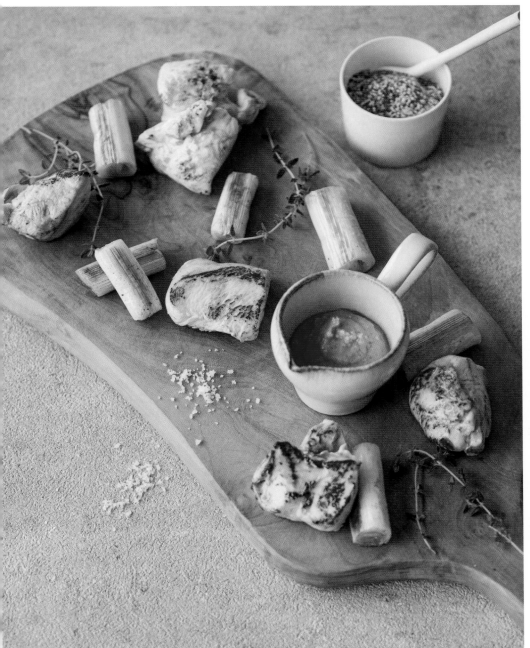

memo ✒

たまねぎとこうじのダブル酵素で旨味とやわらかさがアップ。たまねぎが苦手な人でも食べやすい大人気レシピです。

発酵チキンをアレンジ！

※発酵チキンのつくり方はP.78工程❶参照。

唐揚げ 材料（2人分）

1人分 200kcal

発酵チキン ……………………………… 小1枚分
A ┌ しょうゆ ……………………… 大さじ1
 │ しょうが（すりおろし）……… 1かけ
 └ にんにく（すりおろし）……… 1かけ
片栗粉 ……………………………………… 適量
米油 …………………………………… 大さじ3

つくり方

❶ 保存袋に発酵チキンとAを入れてよくもむ。

❷ バットに片栗粉を入れ、こうじかすなどを軽くキッチンペーパーで拭き取った❶にまぶす。

❸ フライパンに米油を熱し、❷を入れて弱火で火が通るまで両面を焼く。

親子丼 材料（2人分）

1人分 459kcal

A ┌ だし汁 ……………………… 100ml
 │ しょうゆ ……………………… 小さじ2
 └ みりん ………………………… 小さじ2
たまねぎ（薄切り）……………… 1/2個
発酵チキン ……………………… 小1/2枚分
卵 …………………………………………… 3個
三つ葉（3cm長さ）……………………… 適量
温かいごはん …………………………… 2膳

つくり方

❶ フライパンにA、たまねぎを入れてフタをし、透明になるまで中火で蒸し煮する。

❷ 発酵チキンを加え、8割ほど火が通ったら溶いた卵と三つ葉を加えてフタをして火を通す。熱いうちにごはんにのせる。あれば三つ葉を飾る。

チキンピラフ 材料（4〜6人分）

1人分 390kcal

発酵チキン ……………………………… 小1枚分
A ┌ エリンギ（みじん切り）…… 1/2パック
 │ にんじん（すりおろし）………… 1/2本
 └ 干ししいたけ（小さくちぎる）… 2個
米 ………………………………………… 3合
塩、ブラックペッパー ……… 各少々
さやいんげん（茹でて薄切り）…… 1本

つくり方

❶ 炊飯器に研いだ米を入れ、3合の目盛りまで水（分量外）を入れてから、発酵チキンとAを入れて炊く。

❷ 炊き上がったら全体をさっくりと混ぜ、塩、ブラックペッパーで味を調える。皿に盛り、ブラックペッパーとさやいんげんを飾る。

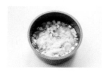

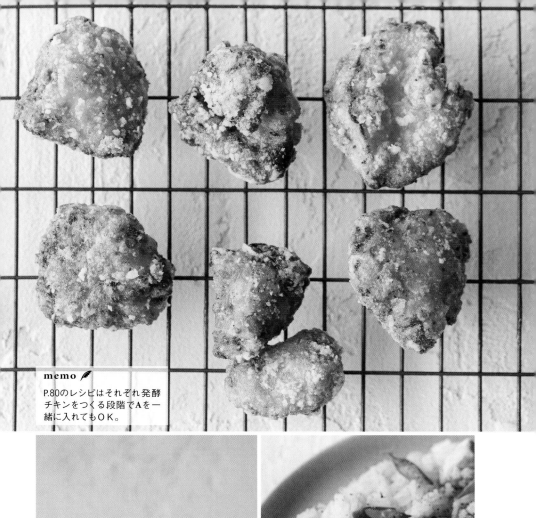

memo
P.80のレシピはそれぞれ発酵
チキンをつくる段階でAを一
緒に入れてもOK。

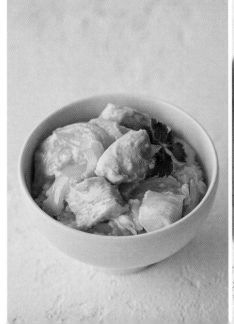

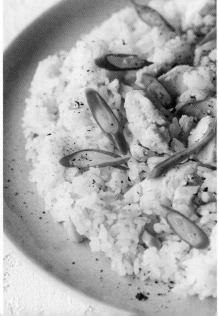

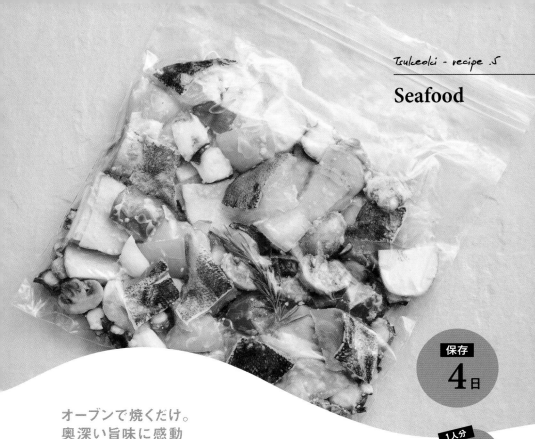

Seafood

保存
4日

オーブンで焼くだけ。
奥深い旨味に感動

ハーブのシーフードオーブン焼き

1人分
263kcal

材料(2人分)

こうじかす ……………… 大さじ３(45ｇ)
タコ(茹でて一口大に切る)……… 100ｇ
たら(切り身)………………… ２切れ
赤パプリカ、黄パプリカ(乱切り)………
………………………… 合わせて1/2個
マッシュルーム(半分に切る)…… ６個

じゃがいも(皮付き・薄めの半月切り)…
………………………………… １個
にんにく(半分に切る)………… ２かけ
ローズマリー(好みのハーブでも可)…
………………………………… 1/2本
オリーブオイル……………… 大さじ１
塩…………………………… ふたつまみ

つくり方

①　保存袋にこうじかすを入れ、よくもんでペースト状にする。

②　残りの材料を加えてよくもみ込み、冷蔵庫で１時間〜４日間保存する。

③　②を耐熱皿にのせて250℃のオーブンまたはオーブントースター(1000Ｗ)で
　　火が通るまで20〜30分焼く。途中、焦げそうならアルミホイルをかぶせて。

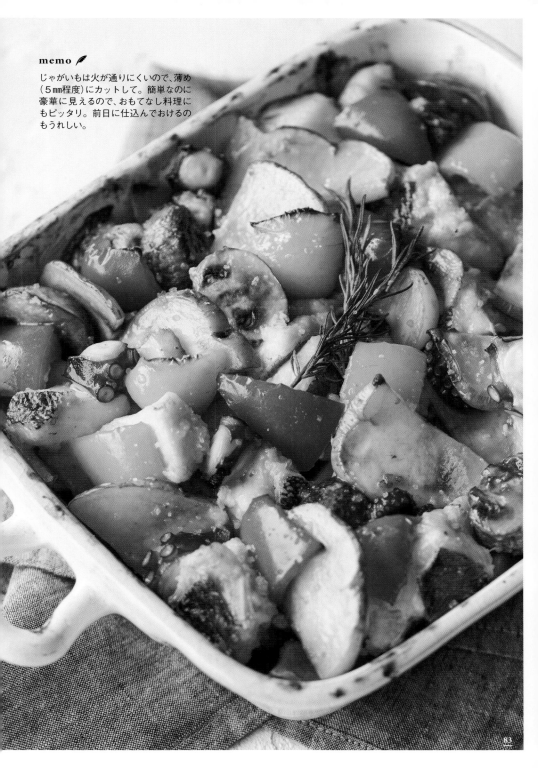

memo

じゃがいもは火が通りにくいので、薄め
（5㎜程度）にカットして。簡単なのに
豪華に見えるので、おもてなし料理に
もピッタリ。前日に仕込んでおけるの
もうれしい。

楽ちん！ミールキット

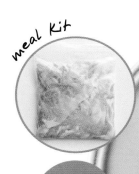

meal kit

保存 4日

memo

用意しておいたミールキットをサッと焼くだけでしょうが焼きが完成。"帰宅したらすぐ食べたい"ときにとっても便利です。

焼くと硬くなりがちな
豚ロース肉もやわらかく

しょうが焼きキット

1人分 459kcal

材料(2人分)

こうじかす	大さじ3(45g)
ごま油	小さじ1

A
豚ロース肉(薄切り)	300g
たまねぎ(薄切り)	1/2個
しょうゆ	大さじ2
しょうが(すりおろし)	大さじ1

つくり方

1 保存袋にこうじかすを入れ、よくもんでペースト状にする。

2 1にAを加え、よくもみ込み、冷蔵庫で1時間〜4日間保存する。

3 フッ素樹脂加工のフライパンにごま油を熱し、2を入れて中火で炒める。

うずらの卵までやわらかくて味が染みてます

中華丼キット

1人分
330kcal

材料（2人分）

こうじかす	大さじ4（60g）
こうじ水	適量
豚こま切れ肉	60g
塩	適量
水溶き片栗粉	適量
温かいごはん	2膳

A
にんじん（短冊切り）	1/2本
はくさい（ざく切り）	1枚
うずらの卵（茹でる）	6個
たけのこの水煮（細切り）	40g
生きくらげ（一口大に切る）	25g
塩	小さじ1

つくり方

① 大きめの保存袋にこうじかすを入れ、よくもんでペースト状にする。

② ①に豚肉を入れてもみ込み、**A**を加える。材料が浸る程度のこうじ水を加え、冷蔵庫で1時間〜2日間保存する。

③ フッ素樹脂加工のフライパンに②を入れて中火にかけ、火が通ったら塩で味を調える。

④ とろみが足りない場合は水溶き片栗粉でとろみをつける。

⑤ 温かいごはんの上に盛りつける。

memo

中華丼のミールキットは、2日程度で酸味が出てきます（発酵で乳酸菌が増えたことによるもの）。気になる人はその日のうちに食べましょう。

meal kit

保存
2日

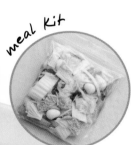

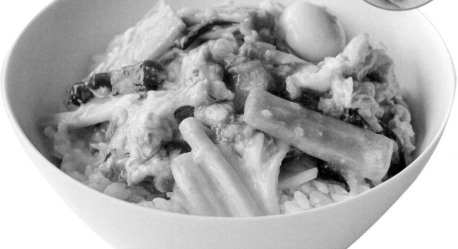

１日熟成セット

熟成した深い旨味が止まらない
発酵餃子

1人分
544kcal

材料（2人分）

ニラ、キャベツ（みじん切り）…………… 合わせて100 g
塩………………………………………………… 小さじ1/2
A ┌ こうじかす（よく水けを切る）…… 大さじ３（45 g）
　 └ 豚ひき肉………………………………… 150 g
餃子の皮………………………………………… 30枚
米油……………………………………………… 適量
餃子のたれ（しょうゆ小さじ１、酢大さじ１）……… 適量
万能ねぎ（小口切り）、炒り白ごま………………… 各適量

つくり方

❶ ニラ、キャベツに塩をふり、しんなりするまで10分ほど
　置いて水けをよく絞っておく。

❷ ❶とAをよく混ぜ合わせ、保存袋に入れ、冷蔵庫で１時
　間～２日間保存する。

❸ 餃子の皮に❷を包む（このとき、汁が多く出ていたらひ
　じき、切り干し大根、干ししいたけのような乾物を加え
　ると包みやすい）。

❹ フッ素樹脂加工のフライパンに餃子を並べ、水大さじ
　３～４（分量外）を加え、フタをして中火にかける。

❺ 餃子の皮が透き通ってきたらフタを外して水分を飛ば
　す。米油を回しかけ、パリッとさせて、皿に盛る。餃子
　のたれにねぎ、炒り白ごまを加えて添える。

memo ✒

工程❷でつくった餃子ダネは、発酵が進むにつれ、乳酸菌が増えて酸味が出てきます。それが苦手な人は、浅漬けのもの（冷蔵庫で８時間～１日置いたもの）を使用しましょう。また、加熱してもひき肉がピンク色のままなのは、生きたこうじの力によるものです。

memo ✒

長持ちさせるポイントは、❶で野菜の水分をきっちり切ること。すぐ食べる場合は、❶の工程は不要です。

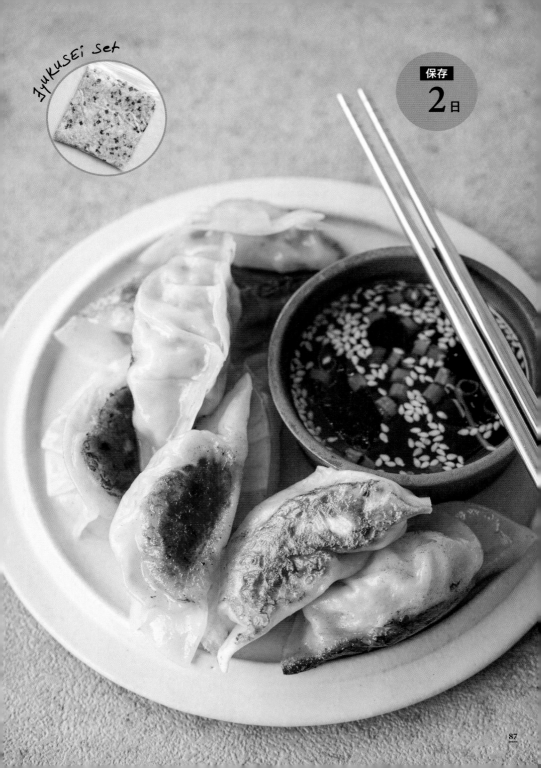

JUKUSEI Set

材料も工程もシンプル
でも味は濃厚で本格的!

ミートソースパスタ

1人分
685kcal

材料(2人分)

こうじかす		大さじ4(60g)
A	ひき肉	200g
	にんじん(みじん切り)	1/2本
	たまねぎ(みじん切り)	1/2個
	塩	小さじ1〜
トマトピューレ		1瓶(200g)
塩、こしょう		各適量
グルテンフリースパゲティ		2人分
粉チーズ		適量
パセリ(みじん切り)		適量

つくり方

① 保存袋にこうじかすを入れ、よくもんでペースト状にする。

② ①にAを混ぜ、冷蔵庫で1時間〜2日間保存する。

③ フライパンに②、トマトピューレを入れて、火が通るまで5〜10分煮込む。

④ 塩、こしょうで味を調え、表示時間通りに茹でたスパゲティと和え、粉チーズ、パセリをふる。

memo 🖋

粉チーズの代わりにナッツをすりおろしたものをかけると、より濃厚な味わいが楽しめます。ナッツは、アーモンドやくるみなど、お好みのものでOKです。(写真はくるみを使用)

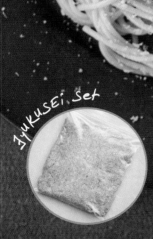

JYUKUSEI Set

保存
2日

つけおきふりかけ

レンチンで超簡単！ しっとり&ふっくら仕上がります

さけフレーク

1人分
251kcal

材料（2人分）

こうじかす	大さじ4（60g）
塩	2g
さけ	200g

つくり方

1. 保存袋にこうじかすを入れ、よくもんでペースト状にする。
2. 塩を加えさらに混ぜる。
3. さけに**2**を塗り広げ、保存袋に入れて冷蔵庫で15分〜4日間保存する。
4. **3**を耐熱皿に入れ、ふんわりとラップをかけて電子レンジ（600W）で60〜90秒加熱する（またはクッキングシートで包み、フライパンで両面を焼いて火を通す）。
5. 骨と皮を除き、箸でほぐして瓶や保存袋で保存する。

※製氷皿に入れ一口サイズにして冷凍しておくと、おにぎりの具として活用できて便利。
※食べるときはごはんにのせ、青ねぎをトッピングするとおいしい。

保存

4日

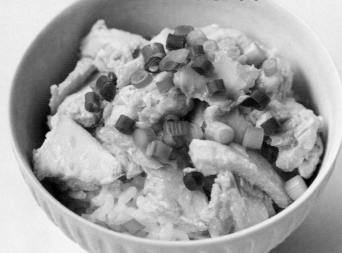

memo

さけは塩をしていない生のものを選びましょう。刺身用のサーモンなら、骨や皮を取る手間が省けるので、もっと簡単につくれます。塩ざけの場合はこうじかすのみでつけ込んで。塩けがやわらぎます。

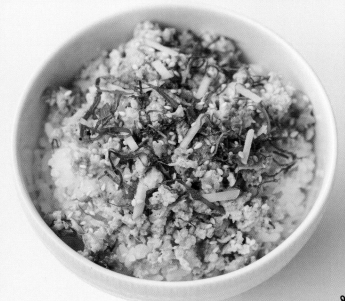

memo

工程❸では食品トレイに入ったままの状態で鶏ひき肉に❷を塗り広げれば簡単。片面だけでもよいですが、隙間ができないようまんべんなく塗り広げて。

FURiKAKE

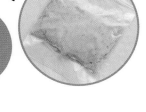

コクはあるけど味は濃すぎない
ごはんが進む鶏そぼろ

ひき肉そぼろ

1人分
253kcal

保存
2日

材料(2人分)

こうじかす	大さじ3(45g)	
A みそ	大さじ1	
みりん	大さじ1	
しょうが(細切り)	2かけ	

鶏ひき肉 ………………… 200g
青じそ(千切り) …………… 3枚
ごま ………………………… 適量

つくり方

❶ 保存袋にこうじかすを入れ、よくもんでペースト状にする。

❷ ❶にAを加え、さらに混ぜる。

❸ 鶏ひき肉に❷を塗り広げ、保存袋に入れて冷蔵庫で15分〜2日間保存する。

❹ ❸を耐熱皿に入れて電子レンジ(600W)で60〜90秒加熱する(または、クッキングシートを敷いたフライパンで両面を焼いて火を通す)。

❺ 箸でほぐし、青じそとごまを和え、瓶や保存袋で保存する。

※製氷皿に入れ一口サイズにして冷凍しておくと、おにぎりの具や三色丼に活用できて便利。
※食べるときはごはんにのせ、青じそやごま、しょうがをトッピングするとおいしい。

Column

こうじかすでつくる
発酵調味料

こうじかすを使えば、おいしい発酵調味料が簡単につくれます。
つくってすぐに食べられるだけでなく、冷蔵庫で約2週間の保存も可能。
日ごとに発酵が進み、味が変化していくのを楽しみましょう。

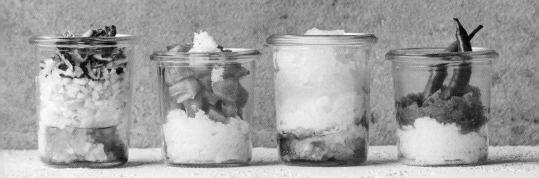

材料（つくりやすい分量）

こうじかす（軽く水けを切る）…… 大さじ3（45g）
たまねぎ（すりおろし）……………… 1個（150g）
しょうゆ……………………………………… 50g
ごま油……………………………………… 大さじ2

つくり方

保存容器に材料をすべて入れ、混ぜ合わせる。

甘みと旨味がギュッ！
しょうゆ感覚で使ってみて

たまねぎ
しょうゆこうじ

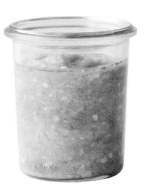

サラダはもちろん、
オムレツやスープにも

トマトこうじ

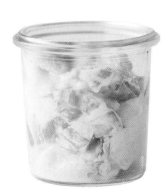

材料（つくりやすい分量）

こうじかす（軽く水けを切る）…… 大さじ3（45g）
トマト（さいの目切り）…………………… 50g
塩…………………………………………… 小さじ1

つくり方

保存容器に材料をすべて入れ、混ぜ合わせる。

Negishio

唐揚げなど中華にも使える。
お湯を注げばスープとしても

ねぎ塩こうじ

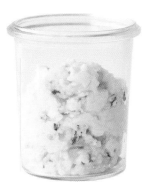

材料(つくりやすい分量)

こうじかす(軽く水けを切る) ······ 大さじ3(45g)
ねぎ(みじん切り) ······························ 1/2本
塩 ··· 4g
干ししいたけ(小さくちぎる) ············· 小1個
ごま油 ···································· 小さじ1/2
にんにく(すりおろし) ·················· 1かけ分
しょうが(すりおろし) ·················· 1かけ分

つくり方

保存容器に材料をすべて入れ、混ぜ合わせる。

Peppers

新潟名物、かんずり®風。
1年熟成させても美味しい

唐辛子こうじ

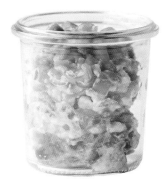

材料(つくりやすい分量)

こうじかす(軽く水けを切る)··· 大さじ3(45g)
塩 ································· 10g
生唐辛子(赤と青・半分に切り、種を出す)········
···························· 合わせて4本

※辛いのが好きな人は丸ごとでもよい。

つくり方

❶ 生唐辛子は細かく刻む(フードプロセッサー
などでペースト状にしてもよい)。

❷ 保存容器にこうじかすと塩、❶を入れて混
ぜ合わせる。(写真は混ぜる前のもの)

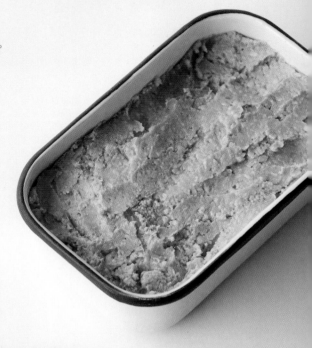

➕ Miso

仕込んだら3か月待つだけ。
煮大豆を使うから超簡単!

みそ

冷蔵庫で3か月後から食べられます

材料(つくりやすい分量)

こうじかす(1日目のもの・よく絞る)
·····················100 g
大豆の水煮·····················200 g
塩·····························30 g

つくり方

❶ こうじかすを用意する。

❷ すり鉢またはフードプロセッサーで
大豆をつぶして保存袋に入れる。

❸ ❷にこうじかすと塩を加え、よ
く混ぜ合わせる。

❹ 袋の空気を抜いて密閉し、冷蔵庫で3か月ほど置く。

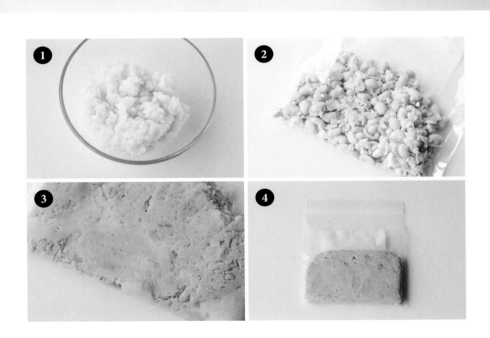

Profile 野崎ゆみこ（のざき）

管理栄養士、麹クリエイター、健康運動実践指導者、インナービューティープランナー、野菜ソムリエ。『やせるおやつ』（ワニブックス）レシピ監修。インナービューティーダイエット協会東京校、ワークパル上越校にて講師を務める。保健センターで数多くの栄養指導に携わってきた経験、ダイエット専門協会での経験を生かし飯内科クリニックにて独自の栄養指導で効果をあげている。3姉妹の母でもあり、子供のアレルギーやアトピーの経験から「食べたもので身体はつくられている」と再認識。2019年、食の体験施設としてドクターズカフェをオープン。ダイエット指導をした生徒は100%の成功率を誇る。
インスタグラム@ kanrieiyousi

美人をつくる! 毎日の「こうじ水」

びじん　まいにち　すい

2021 年 1 月 30 日 初版 1 刷発行

著 者　野崎ゆみこ（のざき）

発行者　内野成礼

発行所　株式会社 光文社
　　　　〒 112-8011
　　　　東京都文京区音羽 1-16-6
電 話　編集部 03-5395-8270
　　　　書籍販売部 03-5395-8116
　　　　業務部 03-5395-8125
メール　kikaku@kobunsha.com
　　　　落丁本・乱丁本は業務部へご連絡くだされば、
　　　　お取り替えいたします。

組 版　萩原印刷
印刷所　萩原印刷
製本所　ナショナル製本

Staff

撮影／河内彩、小林淳（P.7、P.16 〜 17）
取材・文／熊谷理子、渡辺律子（オフィス・エール）
フードコーディネート・調理補助／鮭本美保子
調理補助／土肥愛子
ブックデザイン／スタイルグラフィックス
ヘアメイク／高橋貢（P.3）、
木村真里花（P.7、P.16 〜 17）
イラスト／中村奈々子（P.10 〜 13）、
南夏希（P.18 〜 21）
制作アシスタント／ Hinano
Special thanks ／高垣麗子